Die Kunst der Irisdiagnose

Nico Bos

Die Kunst der Irisdiagnose

Das Auge als Spiegel
von Krankheit
und Gesundheit

Ein O. W. Barth Buch
im Scherz Verlag

Erste Auflage 1990
Einzig berechtigte Übersetzung aus dem Niederländischen
von Hildegard Höhr unter Mitarbeit von Theo Kierdorf.
Titel der Originalausgabe: «Iridologie in de praktijk».
Copyright © 1986 by De Driehoek, Amsterdam.
Gesamtdeutsche Rechte beim Scherz Verlag, Bern, München, Wien
für das Otto Wilhelm Barth Programm.

Inhalt

Vorwort

Zögernd, aber gern komme ich der Bitte des Autors nach, ein Vorwort zu seinem Buch *Die Kunst der Irisdiagnose* zu schreiben.

Zögernd, weil ich mich auch nach der Lektüre seiner hervorragenden Abhandlung zum Thema Iridoskopie kaum kompetent genug fühle, diese diagnostische Methode beurteilen zu können. Anfänglich habe ich gestaunt über die Vielfalt der Fakten und Möglichkeiten, die aus einem Phänomen abgeleitet werden können, das wir tagtäglich vor Augen haben.

Mancher, der von dieser Möglichkeit der Betrachtung des Auges zum erstenmal hört, wird bezweifeln, daß in einem so begrenzten Bereich Informationen zu finden sind, die den Zustand des gesamten Organismus widerspiegeln.

Man könnte sich in diesem Zusammenhang jedoch vergegenwärtigen, daß es Thomas A. Edison gelungen ist, die punktförmige Spitze der Grammophonnadel zum Vermittler vielstimmiger Orchesterklänge zu machen; eine riesige Zahl von Schwingungen kann auf diese Weise gleichzeitig reproduziert werden. Das Resultat von Edisons Forschungen war die runde Grammophonplatte.

Das, was zum Punktförmigen neigt, hat damit gleichzeitig eine Affinität zu seinem Umkreis, wie man am Bild der Iris beobachten kann, die vom Mittelpunkt (der Pupille) zur Peripherie hin eine strahlenförmige Struktur aufweist.

Mit etwas Phantasie kann man die Iris oder Regenbogenhaut mit einem Spinnennetz vergleichen, auch wenn das
Spinnennetz nahezu farblos ist. Die Stelle, wo die Spinne im
Zentrum ihres Netzes sitzt, entspräche der Öffnung der Pupille – ein leerer, dunkler Ort, in dem das schöpferische
Licht seine wunderbare Wirkung entfalten kann. Erst durch
diesen «dunklen» Teil des Auges kommt die Wirkung auf
das «erleuchtete» Sichtbare am stärksten zur Geltung.

Mir ist bereits seit längerer Zeit bekannt, daß der Autor
dieses Buches von vielen Menschen zu Rate gezogen wird
und daß die Irisdiagnose für ihn zu einem wichtigen Werk-
zeug geworden ist. Es kommt häufig vor, daß der Gesundheitszustand von Patienten nach Anwendung der herkömm-
lichen diagnostischen Methoden noch nicht ausreichend ana-
lysiert ist, obwohl diese Leute dringend einer Behandlung
bedürfen.

«Dr. Bos in Wassenaar» ist deshalb für viele ein Symbol
der Hoffnung. Dem Autor dieses Buches ist es meines Wissens sehr oft gelungen, diagnostische Unklarheiten, die nach
Anwendung anderer Diagnoseverfahren noch bestanden, zu
eliminieren. Dies stellt meiner Meinung nach die Irisdiagnose in ihrer praktischen Anwendung in ein positives Licht.

Da Dr. Bos unmöglich die zahllosen Bitten um Rat erfül-
len kann, die an ihn gerichtet werden, können viele nicht
von seinem Wissen profitieren. Deshalb ist es verständlich,
daß er bestrebt ist, seine Heilmethode, bei der die Irisdiagnose eine wichtige Rolle spielt, einem weiten Kreis Interes-
sierter nahezubringen.

Zu Beginn des Buches werden wir über die interessante
Entstehungs- und Entwicklungsgeschichte der Irisdiagnostik
informiert. Es folgt eine ausführliche Darstellung der zahl-
reichen Iriszeichen verschiedenster Form und Färbung samt
den daraus abzuleitenden Schlußfolgerungen (dargestellt
und erläutert anhand von Irisfotografien). Der jeweilige Ort
in der Iris, an welchem ein Zeichen auftritt, ist von entschei-
dender Bedeutung – das gilt sowohl für die Iris des linken
wie auch für die des rechten Auges. Auf diese Weise kann

nicht nur festgestellt werden, welches Organ erkrankt ist, sondern auch die Art der Störung geht daraus hervor.

Immer wieder setzt sich der Autor mit der Kritik an der Methode der Irisdiagnose auseinander. Er berichtet von der erstaunlichen Wandlung heftiger Gegner der Irisdiagnostik zu glühenden Anhängern.

Dr. Bos war bei der Erforschung der Irisdiagnostik auch bemüht, ihre eigentlichen Grundlagen aufzudecken. Er glaubt, diese unter anderem in den Ideen von Rudolf Steiner gefunden zu haben, dem Begründer der Anthroposophie. Steiner hat erläutert, wie ein Organteil den gesamten Organismus widerspiegeln kann und daß gerade die Iris sehr viel über den Zustand des Gesamtorganismus auszusagen vermag.

Obwohl Rudolf Steiner die Beobachtung der Iris als Diagnosemethode anerkannte, hat er gleichzeitig vor einer zu intellektualistischen oder schematischen Anwendung dieses Verfahrens gewarnt.

Auch Nico Bos betont, daß stets das gesamte Erscheinungsbild eines Patienten in die diagnostische Beurteilung einbezogen werden muß, wenn man nicht zu falschen Schlußfolgerungen kommen will.

Er sieht außerdem eine Verbindung zwischen der Methode der Irisdiagnostik und den Prinzipien der Entelechie, wie sie der Naturphilosoph Hans Driesch dargestellt hat. Diese besagen, daß ein nichtstoffliches Individualprinzip richtungweisend und regulierend auf den Organismus einwirkt.

Im praktischen Teil seines Handbuchs findet man viele instruktive Abbildungen von Irissektoren, die wie vierblättrige Kleeblätter in Quadranten unterteilt sind. Dabei werden die einzelnen Organe auf übersichtliche Weise genau in der Iris lokalisiert. Ein Querschnitt, aus dem die einzelnen Bestandteile der Iris gut ersichtlich sind, vertieft die räumliche Einsicht in das Organ und in den Aufbau des gesamten Auges und ermöglicht so eine bessere Orientierung.

Die praktische Anwendung dieser Diagnosemethode aufgrund von Farbdifferenzierung und Grundmuster der Iris wird detailliert beschrieben.

Gleichzeitig wird versucht, durch Vergleichen des Irisfotos mit Röntgenaufnahmen der jeweiligen Patienten die Zuverlässigkeit der Irisdiagnose zu demonstrieren.

Anhand anatomischer Schemata, die mit der Iris in Zusammenhang stehen, werden Erklärungsmodelle für die Irisdiagnostik, die von einigen Forschern entwickelt wurden, erläutert. Zentral stehen dabei die sympathischen Nervenbahnen, die die Grundlage für eine wissenschaftliche Untermauerung der Irisdiagnostik sein könnten.

Auf vielfältige Weise setzt der Autor das Krankheitsbild des Patienten zum leuchtenden *Vor*bild – im übertragenen wie im wörtlichen Sinn – der Iris in Beziehung. Das bedeutet: Kenntnis der Krankheit des ganzen Menschen sowie Kenntnis des Iris*bildes*, also Kenntnis der Krankheit in zweifachem Sinne, eine deutliche und sichtbare «Dia-gnosis».

Ich möchte dieses Vorwort mit dem Wunsch abschließen, daß dieses ausgezeichnete Werk in die Hände vieler Begabter gelangen möge und daß diese durch das Studium des Buches einen Blick für die Möglichkeiten wie auch für die Grenzen entwickeln, die in dieser Methode liegen. Mögen sie mit diesem Wissen auf ebenso verantwortungsvolle und erfolgreiche Weise umgehen wie der Verfasser dieses Buches!

P. O. Clignett, Arzt

Iridoskopie

Den ersten Anstoß zur Praxis der Augendiagnostik gab der ungarische Homöopath Ignaz von Péczély, der 1881 ein kleines Büchlein zu diesem Thema publizierte. Er hatte beobachtet, daß bei einer Eule, die sich ein Bein gebrochen hatte, plötzlich ein Flecken in der Iris entstanden war, der nach der Heilung wieder verschwand. Diese Beobachtung veranlaßte Péczély, das entdeckte Phänomen weiter zu erforschen. Unabhängig von ihm bediente sich der Schwede Liljequist bestimmter Anzeichen auf der Regenbogenhaut, um Medikamentenvergiftungen festzustellen. Seither hat sich eine Reihe von Medizinern, von denen die bekanntesten Emil Schlegel aus Tübingen, der Däne Anderschou, der Franzose Léon Vanier und der Augenarzt Dr. Rudolf Schnabel sind, mit dem Studium und der Weiterentwicklung der Iridoskopie beschäftigt, wobei die Untersuchungsmethode hauptsächlich im empirischen Beobachten und im Vergleich mit den Ergebnissen anderer Diagnoseverfahren besteht.

Die Iris stellt eine Projektionsfläche für organische Störungen dar. Jedes Organ hat sein Projektionsfeld in der Iris, in dem sich Abweichungen vom normalen Gesundheitszustand manifestieren. Die Art des Zeichens in der Iris hängt von der Art der Krankheit ab – beim Magengeschwür ist es zum Beispiel ein anderes als bei Magenkrebs. Auch gibt das Zeichen Auskunft über das Studium der Krankheit. Es ist vom Anfang bis zum Ende der Krankheit zu sehen, oft schon, wenn der Patient noch gar keine Beschwerden hat, und oft auch dann noch, wenn der Patient sich bereits geheilt fühlt. Die Irisdiagnose ist deshalb von größter Bedeutung, wenn es darum geht, den Ausbruch einer sich anbahnenden Krankheit zu verhindern.

Dr. Anderschou hat deshalb die Irisdiagnostik als die wunderbarste und wichtigste Entdeckung des vorigen Jahrhunderts bezeichnet.

Bei den Gegnern der Irisdiagnose hält sich hartnäckig die Ansicht, der Irisdiagnostiker halte alle anderen Untersuchungsmethoden für überflüssig. Das wird jedoch von praktizierenden Irisdiagnostikern bestritten. Die Irisdiagnostik ist ebensowenig perfekt wie alle anderen Untersuchungsmethoden, sollte jedoch aus diesem Grunde von einem gewissenhaften Arzt auch nicht einfach abgelehnt werden – dies um so weniger, als die Beherrschung der Augendiagnose ein umfangreiches Studium und lange Praxis erfordert. Wer diese Voraussetzungen nicht erfüllt, kann eigentlich kein Urteil über den Wert der Methode fällen. Deshalb, so sagt Dr. Anderschou, sind alle Versuche von «hochgelehrter und sehr geschätzter» Seite, die Irisdiagnostik als eine Art Quacksalberei anzuprangern, völlig haltlos.

Der Hauptgrund dafür, daß die meisten Ärzte der Irisdiagnostik so kritisch gegenüberstehen, ist wahrscheinlich, daß das Phänomen bis heute noch nicht befriedigend erklärt werden kann. Sie wollen nicht einsehen, wieso abnorme Zustände aller Körperorgane sich ausgerechnet von der Iris präzise ablesen lassen sollen. Und die materialistisch eingestellte Schulmedizin erwartet nun einmal eine solche Erklärung; fehlt diese, so erachtet sie die neue Methode als einer näheren Untersuchung nicht wert und hält sie *a priori* für eine jeder Grundlage entbehrende Phantasterei.

Meiner Meinung nach muß die Erklärung deshalb in einem anderen Bereich als dem materialistischen gesucht werden, und zwar im Bereich der *Entelechie*.

Wie man weiß, ist Entelechie die Bezeichnung, die der Biologe und Philosoph Hans Driesch jenem Ordnungsvermögen gegeben hat, das kennzeichnend ist für jeden lebenden Organismus.

Es gibt Organismen unterschiedlichster Form. Die primitivsten bestehen aus einer einzigen Zelle. Auf einer höheren Ebene stehen die mehrzelligen Organismen. Die dritte Stufe bilden die zu höheren Einheiten verbundenen Organismen wie Pflanzen, Tiere und Menschen. Der Mensch besteht aus zahllosen Zellen, die allesamt über ein eigenes Ordnungsvermögen verfügen.

Diese Zellen wiederum sind zu Organen gruppiert, die ebenfalls über ein eigenes gemeinsames Ordnungsvermögen verfügen, so beispielsweise das Herz, die Leber und das Nervensystem. Diese Organe wirken im Dienste der höheren Einheit – der Pflanze, des Tiers oder des Menschen – zusammen.

Es gibt aber auch Organismen, die auf einer noch höheren, umfassenderen Existenzebene stehen als ein einzelnes Tier oder ein einzelner Mensch. Beispiele hierfür sind das Bienenvolk, die Ameisenkolonie, eine menschliche Gemeinschaft (ein Stamm, ein Volk, eine Kirchengemeinde oder ein Staat). In einem solchen Verband verhält sich der einzelne als Teil des kollektiven Organismus – wie die Ameise zur Ameisenkolonie oder wie der Bürger zum Staat.

Doch obgleich die kollektiven Organismen auf einer höheren Stufe stehen als die untergeordneten Organismen, aus denen sie zusammengesetzt sind, und obwohl sich eine Leberzelle von der Gesamtheit der Leber unterscheidet – die Leber wieder vom Menschen und der einzelne Mensch vom Staat –, gilt für all diese Organismen das gleiche Lebensgesetz und in allen wirkt das Ordnungsvermögen, die Entelechie, die – wie das Wort schon andeutet – «sich selbst zum Ziel hat» bzw. der Erhaltung des Organismus dient.

Und da die Entelechie in allem wirkt, ist es nur einleuchtend, alle Organismen, ob sie nun komplexer oder einfacher Natur sind, als im Prinzip den gleichen Lebensgesetzen unterworfen anzusehen, den gleichen Ordnungsmöglichkeiten der Entelechie.

Akzeptiert man diesen Gedanken als einleuchtend, so folgt hieraus, daß wir Erscheinungen auf einer Ebene des Lebens mit denen auf einer höheren oder niedrigeren Ebene vergleichen können – daß es sich dabei um einen philosophisch vertretbaren Analogieschluß handelt, der zur Einsicht in den tieferen Grund der übereinstimmenden Prozesse verhelfen kann; mit anderen Worten, daß er diese Prozesse erklärt.

Zweifellos ist unser Körper in der Lage, die lebenswichtigen Vorgänge in seinem Inneren an einer bestimmten Stelle und in einer bestimmten Weise symbolisch zum Ausdruck zu bringen. Die Tatsache, daß die Iris Substanzerneuerung über die Blutgefäße empfängt und Nervenreize über die Nervenbahnen, ist bereits ein Hinweis auf die Möglichkeit, daß Informationen von den verschiedenen Körperorganen dorthin gesandt werden könnten. Wie die Entelechie dies mechanisch oder chemisch bewerkstelligt, wissen und begreifen wir ebensowenig wie die Steuerung physischer Prozesse in unserem Körper durch psychische Einflüsse.

Man könnte nun einwenden: Was nützt es der Körper-Entelechie, den Zustand des Körpers in der Iris symbolisch zum Ausdruck zu bringen?

Mir scheint, daß wir den «Nutzen» nicht allein mit dem Verstand beurteilen können. Eine Widerspiegelung von Körper- und Seelenzuständen ohne jeden sichtbaren Nutzen ist durchaus denkbar. Es gäbe weder eine Physiognomik noch eine Menschenkenntnis, wenn sich Seelenzustände nicht aus dem Gesichtsausdruck und dem Blick ableiten ließen. Hat dieses Ausdrucksmittel praktischen Nutzen für die Körper-Entelechie? Das läßt sich nicht erkennen. Dennoch ist die Korrelation beider eine Tatsache.

Der erfahrene Mediziner zieht ja auch aus der Beschaffenheit der Haut und aus den unterschiedlichsten anderen äußeren Symptomen Rückschlüsse auf den Zustand seines Patienten, ohne daß die Körper-Entelechie diese Korrelation zu ihrem eigenen Nutzen zuwege gebracht hätte.

Dieser Einwand stellt also keineswegs eine unüberwindbare Hürde dar – auch wenn wir die Bedeutung dieser Wechselbeziehung für den Organismus nicht unmittelbar zu erkennen vermögen.

Ein berechtigter Einwand wäre, daß diese Erklärung kaum befriedigt und daß die Wissenschaft nicht ruhen darf, bevor sie den Mechanismus dieser Korrelation geklärt hat.

Felix Ortt, Iridologe

1. Iridoskopie – Wissenschaft oder Wahn?

Über die Iridoskopie ist schon viel diskutiert worden. Von einigen Fachleuten ist sie als «Wissenschaft» bezeichnet worden, von anderen dagegen als «eine Art Paranoia».

Ihre Befürworter sprechen von Irisdiagnostik, ihre Gegner von Augenguckerei. (Es ist ja immer der Ton, der die Musik macht.) Wenn uns an einem wissenschaftlich haltbaren, fundierten Verständnis der Methode gelegen ist, müssen wir den Ursprung und die Entwicklung der Irisdiagnostik untersuchen, um nach sorgfältigem Abwägen des Für und Wider zu einer Position zu gelangen, die einer kritischen Betrachtung standzuhalten vermag.

Ziel des vorliegenden Buches ist daher:

1. ein berechtigtes Interesse an der Iridoskopie zu wecken, und zwar speziell bei Schulmedizinern, die praktisch noch nie etwas von dieser Methode gehört haben;
2. aufzuzeigen, daß die Irisdiagnostik eine solide wissenschaftliche Basis hat und von vielen Ärzten – falls sie das notwendige «Feeling» dafür haben und sich ernsthaft in das Studium der Methode vertiefen – mit großem Erfolg als Ergänzung zu ihren übrigen Diagnosemethoden angewandt werden kann; und
3. den Teilnehmern meiner Seminare und anderer Lehrgänge ein modernes Repetitorium und Nachschlagewerk in die Hand zu geben.

Bereits tausend Jahre vor Christus kannten die Chaldäer die Irisdiagnostik, und schon in den ältesten astrologischen Büchern wird darüber berichtet. Natürlich waren die damaligen Verfahren gemessen an den heutigen ziemlich primitiv und alles andere als wissenschaftlich. In dem berühmten Buch von Libra, *Zodiakus des Auges*, wurde bereits gesagt: «Im Menschen spiegelt sich alles, was im Kosmos geschieht», und: «Die Iris eignet sich zur Wahrnehmung dieser Spiegelung am besten.» Auch Meyens 1670 erschienenes Werk *Physiognomia Medica* enthält wertvolle Informationen über den Entwicklungsstand der Irisdiagnose zu seiner Zeit. Ich besitze ein historisch interessantes Büchlein aus dem Jahre 1791 von Dr. Heinrich Rudow mit dem Titel *Über die Zeichendeutung des menschlichen Auges bei Krankheiten*. Von dem Wiener Augenarzt Beer, Autor eines wichtigen Buches über Augenheilkunde, stammt folgender Ausspruch: «Alles, was auf den Organismus eines Individuums einwirkt, kann nicht ohne Einwirkung auf das Auge bleiben.»

1881 erschien endlich das erste Buch, das sich ausschließlich mit der Irisdiagnose beschäftigt: *Die Augendiagnose* des ungarischen Arztes Dr. Ignaz von Péczély.

Der Autor berichtet darin, wie er als zehnjähriger Junge eine Eule, die sich in einem Zaun verfangen hatte, befreien wollte. In seiner Angst schlug das Tier seine Krallen in die Hand des Jungen, und dieser brach bei seinem Versuch, sich dem schmerzhaften Griff zu entziehen, der Eule ein Bein. In diesem Augenblick beobachtete von Péczély, daß in der Iris des Tiers ein dunkler Strich erschien. Er pflegte die Eule sorgfältig gesund und beobachtete, wie der Schatten allmählich wieder aus dem Auge verschwand.

An diesen Vorfall erinnerte sich der Arzt von Péczély später, als er bei einem seiner Patienten eine merkwürdige Verfärbung in der Iris entdeckte. Dadurch kam er auf die Idee zu untersuchen, ob zwischen den häufig vorkommenden Flecken in der Iris und der körperlichen Verfassung des Patienten ein Zusammenhang bestünde.

Im Laufe der Zeit entwarf er die erste «Iriskarte», die noch sehr primitiv war und auf der die sogenannten «Organfelder» – die jeweiligen Sektoren der Regenbogenhaut, in denen sich Krankheiten oder Störungen bestimmter Organe manifestieren – teilweise durch Ziffern angegeben wurden.

Zwar ist fraglich, ob das von Dr. Ignaz von Péczély wahrgenommene Phänomen im Eulenauge tatsächlich ein Iriszeichen und nicht eine Pupillenkontraktion infolge des Schmerzes war, doch gab diese Beobachtung auf jeden Fall den unmittelbaren Anstoß zur wissenschaftlichen Erforschung der Irisdiagnostik.

Gleichzeitig mit, jedoch unabhängig von Dr. von Péczély arbeitete in Schweden Pastor Niels Liljequist eine Iristopographie aus, die, wie sich bei einem späteren Vergleich herausstellte, ziemlich genau mit derjenigen des ungarischen Arztes übereinstimmte. Liljequists Buch *Diagnose aus den Augen* erschien im Jahre 1893.

Nun ist es so, daß sich immer, wenn sich in der Medizin eine neue Richtung entwickelt, sogleich auch der Widerstand von seiten der etablierten Standesvertreter regt. Im Jahre 1909 erreichte der Widerstand gegen die Irisdiagnostik seinen Höhepunkt.

Der berühmte Pastor Felke, auch «der Lehmpastor aus Repelen» genannt, verbuchte mit der Iridoskopie so erstaunliche Erfolge, daß Patienten aus allen Himmelsrichtungen und von weither zu ihm strömten. Kritiker strengten einen Prozeß gegen ihn an und zwangen ihn, Irisdiagnosen von etwa 20 Krankenhauspatienten zu erstellen, von denen er nichts weiter als die Augen zu sehen bekam. Vier damals bekannte Ärzte – Salzer, Seligmann, Köhnen und Garré – wurden gebeten, diese Diagnosen zu überprüfen.

Einer meiner Patienten kannte den inzwischen verstorbenen Pastor Felke sehr gut und hat die ganze Geschichte aus der Nähe erlebt; er erzählte mir folgendes darüber:

In einem großen Saal des städtischen Krankenhauses zu Krefeld hatte man 20 Betten mit Patienten aufgestellt, die bereits seit geraumer Zeit dort gepflegt wurden und deren

Fallgeschichten genauestens untersucht worden waren. Jeder Patient war so mit einem Bettlaken bedeckt, daß nur die obere Gesichtshälfte zu sehen war.

Nachdem Felke, der natürlich nichts über diese Patienten wußte, ihnen nacheinander in die Augen geschaut und seine Diagnosen notiert hatte, wurden diese mit den «offiziellen» Untersuchungsergebnissen verglichen.

In 15 Fällen stimmten die Diagnosen praktisch überein, bei 3 Patienten annähernd, doch in 2 Fällen konstatierte Felkes Diagnose das genaue Gegenteil der klinischen.

Felke behauptete, der Zustand eines dieser letzteren Patienten sei sehr ernst und nur ein sofortiger operativer Eingriff könne ihn noch retten. Felke wurde ausgelacht, denn nach Ansicht der Ärzte handelte es sich um einen Rekonvaleszenten, der sich angeblich völlig außer Gefahr befand. Wenige Tage später starb der «Rekonvaleszent» plötzlich! Bei der Autopsie stellte sich heraus, daß Felke doch recht gehabt hatte!

Von diesem Zeitpunkt an wurde die Irisdiagnostik *zumindest in Deutschland* mit mehr Respekt betrachtet und auch intensiver wissenschaftlich erforscht.

Professor Dr. Rudolf Schnabel hat sein ganzes Leben der streng wissenschaftlichen Erforschung der Iridoskopie gewidmet. Er hat auch Abweichungen in der *Form* der Pupille gründlich untersucht.

Heinrich Hense, der von 1914 bis 1918 an der Verbesserung der Iristopographie arbeitete, kam dabei der tragische Umstand zugute, daß er infolge des Ersten Weltkriegs über ausnehmend viel Untersuchungsmaterial verfügen konnte. Die unzähligen Kriegsversehrten in den Lazaretten, meist gesunde junge Männer, denen ein Arm oder Bein fehlte oder bei denen ein Organ zerstört worden war, boten ihm die einzigartige Gelegenheit, genauestens empirisch bestimmen zu können, in welchem Sektor und an welcher Stelle die einzelnen Körperteile in der Iris repräsentiert sind.

Hense faßte seine Untersuchungsergebnisse wie folgt zusammen:

1. Jedes Organ und jeder Teil des menschlichen Körpers spiegeln sich im Krankheitsfall in einem bestimmten Teil der Iris, dem sogenannten «Organfeld», wider.
2. Ist der Körper gesund, so weist auch die Iris eine regelmäßige, gesunde Struktur auf; ist irgendein Körperteil krank oder ein bestimmtes Organ gestört, dann wird im entsprechenden «Organfeld» ein heller oder dunkler Fleck, eine Verfärbung, Verschiebung (der Radiären), Zerfaserung, Bewölkung, kurzum: eine Abweichung sichtbar, die sich, bezogen auf ein bestimmtes Organ, immer an der gleichen Stelle befindet. Dies ermöglicht es, durch Betrachtung der Iris festzustellen, welche Organe des Körpers erkrankt oder gestört sind.

Diese auf breitangelegten empirischen Untersuchungen beruhenden Ergebnisse waren zwar schon ein großer Schritt nach vorn, doch noch nicht ausreichend für eine wirklich genaue Diagnose. Dazu war eine weitere Vervollkommnung erforderlich.

Nach dem Zweiten Weltkrieg hat die Entwicklung der Irisdiagnostik vor allem in Deutschland einen riesigen Sprung nach vorn getan. In Saulgau (Württemberg) wurde ein spezielles Forschungszentrum für Irisdiagnostik gegründet, an dem eine Gruppe hervorragender Mediziner aus mehreren Ländern sich der weiteren Erforschung der Iridoskopie widmete. Die bisher beste Arbeit auf dem Gebiet der Irisdiagnostik leistete jedoch die Erste Medizinische Klinik der Städtischen Krankenanstalten Karlsruhe.

Unter der Supervision des Chefarztes Prof. Dr. Volhard wurden dort seit 1948 einige tausend Patienten mit Hilfe der Irisdiagnose von dem Arzt Dr. Franz Vida und dem Heilpraktiker Josef Deck untersucht.

Man fertigte mit Hilfe des speziell dafür entworfenen Leitz-Iriskops mit Spiegelreflexkamera (diesen Apparat betrachte ich auch nach gut vierzigjährigem Einsatz immer noch als den besten) Irisfotos in natürlichen Farben von den Augen dieser Patienten an. Anschließend wurden die Patienten gründlich klinisch untersucht – es wurden Röntgenaufnahmen gemacht, Blut-, Urin- und Stoffwechseluntersuchungen vorgenommen, Elektrokardio- und Enzephalogramme erstellt usw. Anschließend verglich man die Resultate der verschiedenen Untersuchungsverfahren und erfaßte sie mit der sprichwörtlichen deutschen Gründlichkeit in einer Statistik.

Es zeigte sich, daß sich von den gestellten Irisdiagnosen 75 Prozent auf Anhieb als richtig (d. h. mit der klinischen Diagnose übereinstimmend) erwiesen. Das ist, bezogen auf alle bis heute bekannten Diagnoseverfahren, ein überdurchschnittlich hoher Prozentsatz. Von den fehlenden 25 Prozent haben sich wahrscheinlich später noch einige Diagnosen als richtig erwiesen, weil es beispielsweise des öfteren vorkommt, daß sich in der Iris des Patienten ein kleines Magengeschwür oder dergleichen zeigt, das auf einer Röntgenaufnahme noch gar nicht zu erkennen ist. In solchen Fällen stellt sich erst nach einiger Zeit heraus, ob der Irisdiagnostiker oder der Röntgenologe letztlich recht gehabt hat.

Im November 1953 hatte ich die Ehre, während eines in Ettlingen bei Karlsruhe stattfindenden medizinischen Kongresses einem Diavortrag beizuwohnen, in dem einige hundert dieser Farbfotos vorgeführt und erläutert wurden, sowie auch die Leiter dieser Untersuchung, Dr. Franz Vida und Josef Deck, persönlich kennenzulernen. Erstaunlich erschien mir auf jenem Kongreß vor allem das «Plädoyer», das Dr. Kosinsky, ein Augenarzt, Internist und Röntgenologe aus Hannover, für die Irisdiagnose hielt. Er berichtete, er habe 1950 begonnen, mit zwei Assistenten in seiner eigenen Klinik alle Patienten iridoskopisch zu untersuchen, *einzig und allein mit dem Ziel, zu beweisen, daß die Augendiagnostik als Diagnoseverfahren unbrauchbar sei!* Nachdem er diese Untersuchungen einige Jahre durchgeführt hatte, war er aufgrund seiner eigenen Resultate von einem Gegner der Iridoskopie zu einem entschiedenen Anhänger dieser Methode geworden.

Wenn solche objektiven, streng wissenschaftlich arbeitenden, kritischen Mediziner derart unumwunden bestätigen, daß sie die Irisdiagnostik als eine sehr wertvolle Diagnosemethode betrachten, können wir mit Fug und Recht die letzten zwei Worte der Überschrift dieses ersten Kapitels streichen, so daß übrigbleibt:

IRIDOSKOPIE – WISSENSCHAFT

«Einverstanden», werden Sie sagen, «aber dann geben Sie uns auch eine *wissenschaftliche Erklärung der Irisdiagnose!*»
Das ist nicht so einfach, weil einige Faktoren immer noch nicht geklärt werden konnten, auch wenn wir in dieser Hinsicht heute ein ganzes Stück weiter sind als 1950.

Wie wir wissen, schrieb ich in meinem damals erschienenen Buch *Natuur en Gesondheid* (Natur und Gesundheit), besteht die Iris hauptsächlich aus dem weichen, blutgefäßreichen *Stroma iridis*, das unterschiedlich stark pigmentiert ist. Die normale Farbe der Iris ist Blau; jedes Kind kommt, unabhängig von seiner Hautfarbe, mit blauen Augen auf die Welt. Erst nach ungefähr zwei Wochen zeigt sich die endgültige Augenfarbe. Manchmal bildet das Pigment auch kleine Flecken in der Iris, die von den später besprochenen Krankheitszeichen unterschieden werden müssen. Das *Stroma iridis* enthält im hintersten Teil neben dem Pupillenrand (*Margo pupillaris*) einen Ringmuskel, den *Musculus sphincter pupillae* (der durch die Fasern des *Nervus oculomotorius* gereizt wird), und die von dort strahlenförmig auseinanderlaufenden Fasern des pupillenerweiternden Muskels (*Musculus dilatator pupillae*, der durch die dem sympathischen System angehörenden Fasern, den *Nervus ciliaris longus*, gereizt wird).
Der *Nervus oculomotorius* (der Gehirnnerv, der die Bewegungen des Auges steuert) entspringt einem länglichen Kerngebiet (*Nucleus originis nervii oculomotorii*), das seitlich unterhalb des *Aquaeductus Sylvii* im untersten Teil des Hirnstamms liegt.

Bekannt ist auch, daß parasympathische Gehirnfasern das zentrale Nervensystem durch den *Nervus oculomotorius* verlassen. Wenn wir weiterhin in Betracht ziehen, daß das menschliche Nervensystem sehr sensibel auf Störungen in der Zusammensetzung des Blutes reagiert, dann ist einleuchtend, daß jede ernste, langwierige – oder auch heftige, akute – Erkrankung eines Organs oder eines Körperteils sich infolge veränderter elektrischer und physikalisch-chemischer Reize entlang den Nervenbahnen im Gehirnstamm und in anderen Nervenzentren auswirken muß, was wiederum elektrische und physikalisch-chemische Reize in der Iris hervorruft. Dadurch kommt es zu einer Veränderung der organischen Komponenten der Iris.

So weit das damalige theoretische Erklärungsmodell, das teilweise noch hypothetischer Natur war. Es wurde inzwischen durch viele Beobachtungen gestützt und hat sich mittlerweile fast gänzlich bestätigt.

Es hat sich als zutreffend erwiesen, daß eine bestimmte Reizung des *Nervus sympathicus* zu einer Zunahme der Chromatophoren (Farbstoffzellen) der Iris führen kann, angefangen bei Farbabweichungen kleiner, lokaler Pigmentflecken bis hin zu völliger «Heterochromie» (unterschiedliche Färbung der Iris beider Augen). Schon Seyfarth hat darauf hingewiesen, daß nach den Untersuchungen vieler Forscher auch der Farbstoffgehalt der Iris vom Halssympathikus aus beeinflußt wird. Kaufmann hat dies bestätigt.

Seeligmüller beschrieb 1871 den Fall eines neun Monate alten Babys, dessen rechtes Schlüsselbein und rechter Schulterblatthals bei der Geburt gebrochen waren. Infolgedessen war der rechte Arm gelähmt. Das rechte Auge des Kindes war hellblau, das linke grünbraun.

Nach Waardenburg soll eine Sympathikusparese (eine teilweise Lähmung, wie sie auch bei diesem Baby vorlag) unzureichendes Wachstum (Hypoplasie) des Irisstroma und des Pigments verursachen – deshalb die auffällige Heterochromie.

Wenn nun ein Biologe mir die Frage stellt: «Aber warum werden alle organischen Störungen gerade in der Iris und nicht anderswo widergespiegelt?», dann muß ich antworten, daß keineswegs sicher ist, ob solche Hinweise nicht auch anderswo gefunden werden könnten.

Es ist bekannt, daß viele an Lungentuberkulose Erkrankte stark gekrümmte Fingernägel haben und daß bestimmte Stoffwechselstörungen Farbe und Glanz des Kopfhaars beeinflussen. Und eine Lähmung des linken Fußes kann die Folge einer Blutung in der rechten Gehirnhälfte sein.

In der *traditionellen chinesischen Akupunktur*, die heutzutage bei uns im Westen eine neue Blüte erlebt, werden durch Einstechen silberner oder goldener Nadeln an bestimmten Punkten auf der Haut gestörte Organe positiv beeinflußt, obwohl sie weit entfernt von der Einstichstelle liegen.

Es gibt auch Ärzte, die behaupten, durch Betrachten der Zunge, der Nägel und sogar der Nasenschleimhaut eine vollständige Diagnose erstellen zu können.

Die «Physiognomik» oder Gesichtsausdruckskunde, zu deren Verfechtern unter anderen der Schweizer Theologe und Autor Johann Kaspar Lavater (1741-1801) gehört, beschäftigt sich auf eine noch andere Weise mit der Beziehung zwischen der psycho-physischen Verfassung des Menschen und deren physischer Repräsentation – in diesem Fall den Gesichtszügen.

Der Naturarzt Louis Kuhne war bekannt dafür, daß er die unterschiedlichsten organischen Störungen einzig und allein durch Betrachtung der Formen und Linien des Gesichts und des Halses seiner Patienten diagnostizieren konnte.

Der Schweizer Arzt W. Kaelin entwickelte eine moderne Diagnosemethode, die kapillar-dynamische Blutuntersuchung, die in den Niederlanden hauptsächlich von anthroposophischen Ärzten angewandt wird.

Bei diesem System werden ein paar Kubikzentimeter Blut nach einem bestimmten Verfahren verdünnt, woraufhin man die Lösung von einem speziellen Filterpapier aufsaugen läßt.

Aus der Geschwindigkeit und der Art des Aufsteigens, aus den Formen, die sich während dieses Prozesses zeigen, aus den Kurven, die entstehen usw. kann der Sachkundige erstaunliche Schlüsse ziehen, die zu einer vollständigen Diagnose – im wahren Sinne des Wortes – führen können.

Bei Untersuchungen, die ich selbst in Zusammenarbeit mit einem Experten auf dem Gebiet des Kaelin-Tests durchgeführt habe, stimmten bei einer Gesamtzahl von mehreren hundert Patienten, die auf beide Arten untersucht wurden, die Ergebnisse des Kaelin-Tests und die der Augendiagnose in ca. 90 Prozent der Fälle überein – eine beachtliche gegenseitige Bestätigung für beide Diagnoseverfahren.

Im Grunde ist es völlig einleuchtend, daß jede Zelle unseres Körpers sozusagen «miterlebt», was der Körper als Ganzes oder was ein bestimmter Körperteil erfährt.

Wenn unsere Wahrnehmungshilfen in ausreichendem Maße perfektioniert wären, könnte man durch Studium einer einzigen menschlichen Körperzelle feststellen, ob der Eigentümer dieser Zelle

ein Mann oder eine Frau ist,
ob er/sie jung oder alt,
gesund oder krank,
ehrlich oder nicht vertrauenswürdig ist,
blaue oder braune Augen hat,
blonde, dunkle oder rote Haare hat usw.

Jedoch ist das *Warum* der Iridoskopie biologisch ebenso schwierig zu erklären wie beispielsweise die Begabung eines Menschen, zu komponieren, zu dichten, zu malen oder zu modellieren.

Philosophisch gesehen stellt sich das Problem anders dar.

Woher weiß das Samenkorn so genau, welche Pflanze es hervorbringen muß?

Woher weiß unser Organismus, daß er die Störungen des gesamten Körpers in der Iris signalisieren muß, und zwar deutlich und einer bestimmten Ordnung folgend.

Das können wir nur begreiflich machen, indem wir einen «denkenden Lebenskeim», eine *Entelechie* oder regulierende Seelenaktivität, postulieren.

Der Begriff «Entelechie» stammt von dem griechischen Philosophen *Aristoteles* (384-322 v. Chr.), der darunter die wichtigste der vier Ursachen verstand, die erforderlich sind, damit ein lebendes Wesen zu einer Einheit wird.

Es kommt also ganz darauf an, von welchem Standpunkt aus wir uns der obengenannten Fragestellung nähern. Obgleich heute die Beziehung zwischen Vorgängen im Körper und Reflexen in der Iris in gewisser Hinsicht als sehr plausibel erscheint, ist eine im wissenschaftlichen Sinne völlig befriedigende Erklärung dieses Phänomens immer noch nicht gefunden worden – das gleiche gilt übrigens für das Phänomen der Elektrizität und für viele andere Phänomene, mit denen wir ganz selbstverständlich umgehen, ohne ihr Wesen wirklich zu kennen. *Das hindert uns jedoch nicht daran, sie im Alltag zu nutzen.*

Ebenso wie der größte Teil der medizinischen Symptome und deren Behandlung auf rein empirischer (experimentell nachweisbarer) Beobachtung beruht und *nicht* die Folge einer vorherigen wissenschaftlichen Ableitung (Deduktion) ist, so sind auch Untersuchungen der Veränderungen in der Iris vorläufig nur auf rein empirischem Wege möglich.

Eine wichtige Errungenschaft in diesem Zusammenhang ist die moderne Farbfotografie, wie die am Ende des Buches wiedergegebenen Reproduktionen zeigen. Um diese Aufnahmen wirklich würdigen zu können, müssen Sie jedoch zuerst wissen, was in der Iris zu sehen ist und worauf man dabei achten muß. Deshalb nun zunächst eine Einführung in die Grundlagen der Irisdiagnose (siehe dazu auch die Iristopographien auf den Seiten 70 und 71).

Die Iris oder Regenbogenhaut ist der farbige Teil des Auges. Sie wird an der Innenseite durch den Pupillenrand und an der Außenseite durch den Ziliarrand begrenzt. In einer Entfernung von ca. einem Drittel des Irisradius zum Pupillenrand verläuft gewöhnlich ein stark gelappter Kreis, eine Linie, die wie ein Wollfaden aussehen kann und die das «Magen-Darm-Gebiet» (den Teil der Iris, in dem sich Magen-Darm-Störungen manifestieren) umschließt. Diese Linie wird als Krause bezeichnet. Um sie herum liegen die bereits erwähnten Organfelder.

Die oberen Körperteile – Kopf, Gehirn usw. – werden auch im oberen Teil der Iris widergespiegelt; die unteren – zum Beispiel die Beine – zeichnen sich in dem Irissektor ab, der senkrecht unter dem Pupillenrand liegt.

Im linken Auge finden wir die Organe der linken Körperhälfte, in der rechten Iris die der rechten.

Organe, die genau auf der Mittellinie liegen, spiegeln sich in beiden Augen. Merkwürdig ist, daß es zu keiner Überkreuzung kommt, wie sie im zentralen Nervensystem vorliegt. Vielleicht, weil die Sympathikusbahnen sich nicht kreuzen?

Wenn wir uns nun eine Iris in geeigneter Vergrößerung und mit der richtigen Belichtung anschauen, stellen wir zunächst fest, mit welchem

Konstitutionstyp

wir es zu tun haben.

Wir unterscheiden *fünf Haupttypen*:

   I. die *lymphatische* Konstitution (26 Prozent der Niederländer),
  II. die *neurogene* Konstitution (23 Prozent),
 III. die *hydrogene* Konstitution (15 Prozent),
 IV. die *hämatogene* Konstitution (17 Prozent) und
  V. die *Mischkonstitution* (29 Prozent).

I. Die lymphatische Konstitution
zeichnet sich durch eine zart blaugraue Iris mit ziemlich dicken, strahlenförmig verlaufenden «Radiären» (kollagenen

Stromafasern) aus, die an feuchtes Haar erinnern, das mit einem groben Kamm gekämmt worden ist. Irisfoto I vermittelt einen guten Eindruck von dieser Konstitution.

Der lymphatische Typus ist besonders anfällig für Katarrhe und Schleimhauterkrankungen, vor allem für solche der Lungen. Andere Charakteristika sind schwaches Bindegewebe, eine Prädisposition für TBC, Lymphdrüsenstörungen, skrofulöse Ekzeme, Entzündungen usw.

II. Die neurogene Konstitution
Die Irisfarbe ist blaugrau wie beim Lymphatiker, doch weist die Iris feinere Radiären auf. Oft finden wir bei diesem Typ einen stahlblauen Untergrund (siehe Irisfoto II).

Den neurogenen Typ charakterisiert eine Prädisposition für alle Störungen sowohl des zentralen wie auch des sympathischen Nervensystems, für Nervosität, Allergien und Asthma bis hin zu Multipler Sklerose.

III. Die hydrogene Konstitution
bildet die dritte Hauptgruppe mit einer hellen, meist wasserblauen Iris. Die Radiären sind hier wie beim lymphatischen Typ von grober Struktur, vor allem im Bereich eines gestörten Organs. Charakteristisch für diesen Typ ist eine auffällige Verteilung kleiner, watteähnlicher Flöckchen über die Iris, vor allem im Ziliargebiet (dem Außenrand), wie Sie auf Irisfoto III deutlich erkennen können. Dieser Konstitutionstyp hat eine spezielle Prädisposition für Rheuma, Gicht, Ekzeme, Nieren- und Blasenerkrankungen.

Nach diesen drei blauen oder blaugrauen Iristypen kommen wir nun zu den dunkleren.

IV. Die hämatogene Konstitution
ist durch eine Verschleierung charakterisiert, eine «Überschmierung» der ursprünglichen Grundstruktur. Das wirkt so, als wäre eine mehr oder weniger dicke Schicht Pigmentfarbstoff über das Auge geschmiert worden, so daß die Radiä-

ren nicht mehr einzeln zu unterscheiden sind (siehe Irisfoto IV).

Einer meiner Studenten beschrieb dies sehr treffend: «Als ob der Anstreicher da gespachtelt hätte.»

Natürlich gehören nicht alle braunen Augen zum hämatogenen Typ. Fast alle Ureinwohner tropischer Länder haben braune Augen und sind dennoch nicht hämatogen. In ihren Iriden sind die Radiären nicht durch eine zusätzliche Pigmentablagerung überdeckt, sondern es handelt sich hier um eine völlig andere Struktur.

So haben merkwürdigerweise alle Angehörigen des nordafrikanischen Volksstammes der Berber hellblaue Augen, ohne deshalb überwiegend dem neurogenen Typus zugerechnet werden zu können. Die «hämatogene» oder «dyskratische» Konstitution charakterisiert eine Prädisposition für Erkrankungen des Blutes und der Körpersäfte im allgemeinen, und dadurch auch für Stoffwechselkrankheiten und Krebs.

V. Die Mischkonstitution

Bei dieser Konstitution herrscht in der Iris keines der vier vorangegangenen Merkmale vor. Die meisten Menschen mit braunen oder grünbraunen Augen fallen unter diese Kategorie, allerdings treffen wir hin und wieder auch in blauen Augen die Überschmierung oder Verschleierung an. (In solchen Fällen sollte die Möglichkeit eines Bronchialkarzinoms besonders genau überprüft werden!) Im Zusammenhang mit der Überschmierungstendenz tun wir gut daran, den Mischtypus als präkanzerös zu betrachten und zu behandeln, also als ein Vorstadium der hämatogenen Konstitution. Eine «vorbildliche» Mischkonstitution zeigt Irisfoto V.

Je mehr Pigment sich auf dem ursprünglich blauen Untergrund der Iris – mit dem jeder Mensch zur Welt kommt – absetzt, um so stärker verändert sich die Farbe über Graublau, Grün und Grünbraun hin zu Braun. Folglich können die drei Haupttypen, die wir im Zusammenhang mit den blauen Augen besprochen haben – *lymphatisch, neurogen* und *hy-*

drogen –, auch den ursprünglichen Untergrund von scheinbar braunen Augen bilden.

Die hämatogene Konstitution wurde jedoch noch nie bei völlig blauen Augen mit scharfen Radiären gefunden.

Infolge der oben beschriebenen Strukturunterschiede sind blaue Augen leichter zu diagnostizieren als braune.

Zusammenfassung:

– Blaugraue Iris, grobe Radiären = *lymphatisch*
– Blaugraue Iris, feine Radiären = *neurogen*
– Wasserblaue Iris mit «Flöckchen» oder «Wattebäuschchen» am Ziliarrand entlang = *hydrogen*
– Gräuliche bis grünbraune Iris mit überschmierten Radiären = *hämatogen*
– Iris mit teilweise scharfen und teilweise überschmierten Radiären = *Mischtypus*

Aufgrund meiner Beobachtungen habe ich bemerkt, daß eine Prädisposition für *TBC und Ca. (Karzinom)* sich ebenfalls in der Iris manifestieren und, was sehr wichtig ist, *einander in der Regel ausschließen*, so wie auch die *Basedowsche Krankheit* Krebs nahezu ausschließt, wie Prof. Dr. Manfred Frenkel festgestellt hat (letzteres wurde auch von Prof. Dr. Peter Pfannenstiel bestätigt).

Ein Mensch mit einer Tuberkulose-Prädisposition wird deshalb in der Regel nicht an Krebs erkranken, und umgekehrt. Allerdings ist diese Hypothese mehrfach angezweifelt und angegriffen worden.

Um so größer war meine Genugtuung, als Dr. Vida mir schrieb, er sei (abgesehen vom Bronchialkarzinom) aufgrund von eingehenden und fotografisch dokumentierten Untersuchungen in Karlsruhe zu genau dem gleichen Schluß gekommen. Der Unterschied zwischen Patienten mit TBC- oder Krebs-Prädisposition läßt sich folglich durch das Studium der Iris sehr genau beobachten.

Außerdem wurde – von Heinrich Hense – entdeckt, daß

die Iris aus drei übereinanderliegenden Schichten besteht, die er als «Irisschichten» bezeichnete. Merkwürdigerweise waren diese Schichten zum damaligen Zeitpunkt bei der normalen anatomischen Untersuchung noch nicht registriert worden. Daher vermutete man, daß die Iris möglicherweise tatsächlich nur aus einer einzigen Schicht bestünde, jedoch aus drei Zwischenebenen aufgebaut sei, die die im folgenden erläuterten Reflektionen produzieren.

Durch detaillierte Untersuchungen wurde inzwischen geklärt, wie die Iris aufgebaut ist und über welche Nervenbahnen die «Reize» von einem kranken Organ zur Iris übermittelt werden (siehe Kapitel 6).

Laut Hense finden wir:

in der *ersten Irisschicht*
die Organe und Körperteile mit ihren Störungen, zum Beispiel Zwölffingerdarmgeschwür (*Ulcus duodeni*), Entzündung der Wirbelkörper (Spondylitis) und Bronchitis;

in der *zweiten Irisschicht*
funktionelle Störungen im Zusammenhang mit dem sympathischen Nervensystem und der Blutzusammensetzung, zum Beispiel Herzneurose, Anämie;

in der *dritten Irisschicht*
das zentrale Nervensystem und seine Defekte, zum Beispiel Gehirnhautentzündung (Enzephalitis), Kinderlähmung (Poliomyelitis), Multiple Sklerose usw.

Natürlich gibt es auch Erkrankungen, die sich in mehr als einer Schicht abzeichnen, zum Beispiel:

Schicht I und II kombiniert: Lungentuberkulose, Diabetes;
Schicht II und III kombiniert: Parkinson-Syndrom (*Paralysis agitans*), Epilepsie;
Schicht I, II und III kombiniert: Lungenkaverne, Nierensklerose.

Eine lokale akute Entzündung (zum Beispiel Lungenentzündung) zeichnet sich als helles Fleckchen im betreffenden Organfeld ab, während ein allgemeinerer, chronischer Entzündungszustand (Bronchitis, Dickdarmentzündung [Colitis]) durch eine milchige Bewölkung zum Ausdruck kommt.

Ein Magen- oder Zwölffingerdarmgeschwür (*Ulcus ventriculi* oder *duodeni*) manifestiert sich als dunkles, bräunliches Fleckchen in jenem Teil der Iris, der den Zustand des Magens oder des Zwölffingerdarms widerspiegelt.

Eine Lungenkaverne, die operative Entfernung einer Niere, der Gallenblase, des Uterus, des Appendix (Wurmfortsatz des Blinddarms) usw. hinterlassen meist ein dunkles, fast schwarzes Fleckchen, das tief aus dem Irisstroma herausgeschnitten zu sein scheint.

Diese Beispiele kann jeder Chirurg leicht überprüfen.

Dr. Vida schreibt dazu in seinem Buch *Klinische Prüfung der Organ- und Krankheitszeichen in der Iris*: «Die Iris besteht aus zwei doppelt-angelegten Schichten, die im Lichte der Entwicklungsgeschichte als *getrennt* betrachtet werden müssen» (siehe Tafel I, Seite 43).

Die vordere nennt er die *mesodermale*, die hintere die *ektodermale* Schicht, da die erste aus dem Mesoderm (dem dicksten, mittleren Keimblatt der ursprünglichen Blasenform des Embryos), die zweite hingegen aus dem Ektoderm (dem äußersten Keimblatt) entstanden ist.

Im *ersten Blatt der mesodermalen Schicht* sind die Zellen besonders dicht gefügt. Es sind «pigmenttragende Chromatophoren», die die Farbe der Iris bestimmen. Enthält diese Schicht viel Pigment, dann ist die Iris braun; enthält sie wenig Pigment, so ist die Iris grünbraun oder graublau; fehlt das Pigment gänzlich, dann ist das Auge hellblau.

Im *zweiten Blatt der mesodermalen Schicht* bilden die Blutgefäße zusammen mit dem Zellnetz der Chromatophoren ein schwammartiges Ganzes. Diese Blutgefäße verlaufen in der Nähe der Pupille kreisförmig, im peripheren Teil strahlenbogenförmig. Das erklärt die Entstehung des Magen-Darm-Kranzes (Iriskrause) und der Radiären.

Das *erste Blatt der ektodermalen Schicht* besteht aus *Dilatator* und *Sphincter pupillae*, während *das zweite* von der Pigmentschicht der Netzhaut ausgeht. Diese Pigmentschicht ist direkt am Pupillenrand als ein schmaler, dunkler Ring zu erkennen. Bei Neurasthenikern zeichnet sich dieser Kreis oft als ein orangerot bis graubraun gedrehter Faden ab und wird dann «Neurasthenikerring» genannt.

Die Innervation (Weiterleitung der Reize an die Organe) der Iris erfolgt wesentlich über das sympathische Nervensystem. Der *Sphinkter pupillae* wird durch den *Nervus oculomotorius* parasympathisch, der *Dilatator pupillae* durch den *Plexus caroticus* sympathisch gesteuert. Diese antagonistische Steuerung der Irismuskulatur könnte das vegetative Reaktionsvermögen der Iris möglicherweise sehr leicht erklären.

Was nun die genaue Lage der verschiedenen Iriszeichen in den vier Schichten bedeutet, ist bisher noch nicht näher untersucht worden.

Allerdings stimmt man im allgemeinen mit mir darin überein, daß ein Phänomen, das mehrere Schichten durchdringt, auf eine ernstere Störung hinweist als ein Zeichen, das sich nur in einer einzigen Schicht manifestiert.

Wenn Sie das Vorangegangene gelesen haben, sind Sie wahrscheinlich zu dem Schluß gekommen, daß hier ein eindeutiger Widerspruch vorliegt, da Heinrich Hense von *drei* Irisschichten spricht, während Franz Vida die Iris anatomisch in *vier* Schichten unterteilt. Wer hat nun recht?

Aufgrund meiner langjährigen Erfahrungen bin ich zu dem Schluß gekommen, daß *beide* Behauptungen richtig sind!

Meiner Meinung nach hat *das zweite Blatt der ektodermalen Irisschicht – die «retinale Pigmentschicht», also der eigentliche Untergrund der Iris – keinen Anteil am Signalisieren der Krankheitssymptome, da sie eigentlich zur Netzhaut (der Retina) und nicht zur Iris gehört.*

Dadurch unterscheidet sie sich nicht nur in ihrer Struktur, sondern auch in der Innervation, die auf eine andere Weise erfolgt.

Die von Hense beobachtete erste, zweite und dritte «Irisschicht» entspricht also dem von Dr. Vida aufgeführten

ersten Blatt der mesodermalen Schicht,
zweiten Blatt der mesodermalen Schicht und dem
ersten Blatt der ektodermalen Schicht.

Iriszeichen
[siehe Tafel II, Seite 53]

Wir werden uns nun näher mit der Art der Abweichungen beschäftigen, die wir in der Iris von Patienten erkennen können. Wir unterteilen diese Iriszeichen in zwei Hauptgruppen, die ihrerseits wiederum untergliedert werden.
Diese Gruppen sind:

I. Akute Zeichen, die sich untergliedern in:
a) örtlich verblaßte Grundfarbe der Iris (Bewölkung),
b) gewellte und verbogene Radiären und
c) sogenannte «offene Zeichen» – das sind Zeichen, deren äußerer Umriß keine durchgehende Linie bildet.

II. Chronische Zeichen, die sich untergliedern in:
a) Lakunen,
b) Krypten,
c) Substanzzeichen und
d) Beizeichen.

I. Akute Zeichen
Die akuten Erkrankungen manifestieren sich in braunen Augen meist durch Aufhellung der Iris im betreffenden Organfeld, was so wirkt, als wäre das Pigment an dieser Stelle mit Schmirgelpapier abgerieben worden.
In blauen Augen nehmen die akuten Zeichen oft eine fast weiße Färbung an. So zeigt sich eine Lungenentzündung (Pneumonie) in einem blauen Auge als leuchtendweißer Tup-

34

fer, eine Gallenblasenentzündung in einem braunen Auge als gelbbrauner Fleck, der heller als das umgebende Pigment ist. Diese Abweichungen liegen in der vorderen Irisschicht, also in der Schicht, auf die wir direkt schauen.

Einzelne Radiären können manchmal wie eine Art Korkenzieher gebogen sein oder so stark von ihrer Richtung abweichen, daß sie die anderen mehr oder weniger kreuzen.

Im letzteren Fall sprechen wir von «Transversalen», und diese gelten als ungünstiges Zeichen.

Die «offenen Zeichen» können aussehen wie eine vertikal durchgeschnittene Tulpe, im Gegensatz zu den «geschlossenen», chronischen Zeichen, die ich zur Verdeutlichung mit dem Umriß einer Rosenknospe vergleichen möchte.

II. Chronische Zeichen

Wenn der Krankheitsprozeß nicht schnell abklingt und über den subakuten in den chronischen Zustand übergeht, können wir beobachten, wie die Krankheitszeichen an *Tiefe* gewinnen, während bei Ausbreitung des Schmerzes über einen größeren Bereich das Iriszeichen zunehmend *größer* wird. Letzteres läßt sich deutlich bei einer fortschreitenden Lungentuberkulose beobachten, während ersteres sich auffallend deutlich bei einem chronischen Zwölffingerdarmgeschwür (*Ulcus duodeni*) manifestiert.

Das «Fleckchen» wird zu:

a) einer Lakune, indem die obersten Radiären auseinandergebogen werden, um ein Stückchen weiter wieder zusammenzulaufen. Dadurch wird an dieser Stelle die darunterliegende Schicht sichtbar.

Wenn diese Lakune langgestreckt ist und tiefer wird, entsteht eine

b) *Krypte*, die manchmal jahrelang unverändert bestehen bleiben kann.

35

c) Das dritte ist das «Substanzzeichen», das einem tiefen Krater ähnelt und wie ein Loch aussieht, das in das Irismaterial gegraben worden ist. Wir können bis auf die Grundschicht sehen – das zweite Blatt der ektodermalen Schicht – und scheinen in die düsteren Tiefen der *Camera obscura* des Auges zu schauen. Meist weist dies auf einen Gewebedefekt oder auf eine Gewebedegeneration hin. Das Substanzzeichen kommt oft vor, wenn ein *Ulcus* zum Karzinom entartet.

d) Außer Verfärbungen, Lakunen, Krypten und Substanzzeichen finden wir in speziellen Fällen auch noch andere Iriszeichen, wie zum Beispiel *Operationszeichen*, *Vaskularisationen* (das sind Transversale, die von einem kleinen Blutgefäß begleitet sind), *wabenförmige Lakunen*, die auf eine ererbte Schwächung des Organwiderstandes hindeuten, *Pupillendeformationen* und *Kontraktionsringe* (auch Krampfringe genannt). Wir können diese als *Beizeichen* betrachten.

Nach einer Operation läßt sich in den meisten Fällen mit Hilfe der Iridoskopie feststellen, ob zum Beispiel die Gallenblase, der Appendix, eine Niere oder ein *Ulcus* entfernt worden ist. Nach den Beobachtungen, die in Karlsruhe gemacht wurden, fehlen derartige Operationszeichen oft, wenn der Patient zuvor wenig oder gar keine Schmerzen hatte oder wenn die Operation unter sehr tiefer Narkose stattfand, wodurch der Eingriff offenbar keinen «Eindruck» hinterlassen konnte.

Im Zusammenhang damit ist auch typisch, daß Operationszeichen sich beim neurogenen Typ wesentlich deutlicher manifestieren als bei den übrigen Konstitutionstypen – wahrscheinlich eine Folge der erhöhten Sensibilität des *Nervus sympathicus*, die wir beim neurogenen Typus voraussetzen können.

Vaskularisationen, in deren Verlauf ein deutlich sichtbares Blutgefäß auftaucht, weisen auf schmerzhafte Zustände hin und gelten als ungünstige Indikationen.

Pupillendeformationen können durch Druck im angrenzenden Sektor – zum Beispiel bei Tumorbildung – entstehen.

Über die Bedeutung der *Kontraktionsringe* oder *-kerben* – deutlich sichtbare konzentrische Kreise oder Kreisbögen – sind die Gelehrten sich bis heute noch nicht einig, obwohl das Phänomen schon seit Jahrzehnten unter dem Namen «Krampfringe» bekannt ist. Es hat jedoch mit Krämpfen nichts zu tun, und auch die Annahme, diese Erscheinungen entstünden durch abnorm starkes «Pupillenspiel» – also durch sehr starkes Erweitern und Verengen der Pupille –, ist ebenfalls nicht haltbar. Nach meinen Beobachtungen kommen sie hauptsächlich beim skrofulösen Typus vor, vor allem bei Patienten mit schwachem Bindegewebe. Ob es sich um eine Art «Materialermüdung» handelt?

Der Augenarzt Dr. Rudolf Schnabel untersuchte über Jahre hinweg speziell die psychosomatische Bedeutung von Pupillenabflachungen, vor allem symmetrische Abweichungen in der Pupillenform (siehe Näheres dazu in seinem Buch *Iridoskopie*).

Wahrscheinlich wird Ihnen mittlerweile klargeworden sein, daß es nicht länger möglich ist, die Irisdiagnostik als Aberglauben, Wahrsagerei oder gar als Betrug zu betrachten. Auch ist es nicht länger gerechtfertigt, sie als «unwissenschaftlich» zu bezeichnen, seit die angesehene, schulmedizinisch orientierte Städtische Klinik Karlsruhe sich ihrer mit so großem Erfolg bedient hat.

Zur Demonstration dieser Feststellung hier ein Auszug aus der entsprechenden Statistik: Bei 200 klinisch diagnostizierten Fällen von Lungentuberkulose lautete die Irisdiagnose 180mal ebenfalls «Lungentuberkulose». Bei

160 × Zwölffingerdarmgeschwür (*Ulcus duodeni*) . 120 ×
40 × Magenschleimhautentzündung (*Gastritis*) . . . 30 ×
24 × Magenkrebs . . . . 20 ×
16 × Dickdarmentzündung (*Kolitis*) . . . . 14 ×
8 × Nierenentzündung (*Nephritis*) . . . . 7 ×

5 × Nierenoperation	5 ×
10 × Nierensteine	7 ×
16 × Beinbruch	10 ×
4 × Gehirntumor	4 ×

Insgesamt ergibt das eine 75prozentige Übereinstimmung der Irisdiagnosen mit den klinischen Diagnosen.

Halten Sie diesen Prozentsatz für zu niedrig? Nun, ich auch, aber beim heutigen begrenzten Stand unseres Wissens betrachte ich dies als überwältigenden Erfolg, wie er bisher noch keinem anderen Diagnosesystem beschieden war.

Die Iridoskopie ist vor allem deshalb so wichtig, weil sie in vielen Fällen zur «Frühdiagnostik» in der Lage ist, da viele Leiden bereits im Ansatz festgestellt werden können. *Und liegt darin nicht die einzige Möglichkeit einer wirksamen Bekämpfung des Krebses?* Mittels der Irisdiagnose könnte dieses gefürchtete und immer häufiger auftretende Leiden in einem Stadium erkannt werden, in dem es noch sinnvoll, das heißt mit guten Heilungschancen, behandelt werden kann.

Aus diesem Grunde könnte es von größter Bedeutung sein, bereits auf der Grundschule die konstitutionelle Anlage aller Kinder zu bestimmen und den Eltern von beispielsweise hämatogenen Kindern auf eine psychologisch einfühlsame Weise zu raten, was sie tun können, um einem möglichen Auftreten von chronischen Erkrankungen vorzubeugen.

Die Befürchtung, daß dadurch eine Krebspsychose erzeugt werden könnte, ist meiner Meinung nach unberechtigt. Für die Eltern ist es zweifellos besser zu wissen, daß ihr Kind die Anlage zu einer bestimmten Krankheit besitzt, die jedoch bei gesunder Lebens- und Ernährungsweise nicht zwangsläufig zum Ausbruch kommen muß, als entsprechend der üblichen Vogel-Strauß-Politik zu warten, bis es zu spät ist.

So wie nicht jeder Arzt in der Lage ist, ein Röntgenbild zu «lesen», kann auch nicht jeder, der unter dem Mikroskop eine Iris betrachtet, eine richtige Diagnose stellen. Außer einer speziellen Begabung, dem «Feeling» – das auch Dr. Vida für unabdingbar hält –, erfordert es jahrelanges Training im sorg-fältigen Beobachten, wenn man lernen will, das Irisbild in seiner Gesamtheit richtig zu interpretieren. Wenn wir verhin-dern wollen, daß die Allgemeinheit von wenig vertrauens-würdigen «Augenguckern», die sich in einen Nebel mysti-scher Allwissenheit hüllen, ausgebeutet und betrogen wird, dann ist es höchste Zeit, der Iridoskopie auch von schulmedi-zinischer Seite die Aufmerksamkeit entgegenzubringen, die sie verdient. Die Bemühungen sollten jedoch stets darauf zielen, einander zu *ergänzen*, nicht, einander zu *bekämpfen*.

Die Iridoskopie sollte kritisch und streng wissenschaftlich weiterentwickelt und am besten an den Universitäten gelehrt werden, so daß in Zukunft jeder angehende Arzt, der die Begabung dafür zeigt, ausreichend in dieser Methode unter-wiesen werden kann. Das wäre dann in relativ kurzer Zeit möglich.

Die anschließende praktische Erprobung dieser Methode wird lehrreiche und wertvolle Erfahrungen liefern und außer-dem die Behandlungsergebnisse günstig beeinflussen, da die Therapie so auf einem besseren Verständnis der Anlage, des Reaktionsvermögens und vor allem der Gesamtpersönlich-keit des Patienten beruht. Man wird zu dem Schluß kommen, daß das Auge nicht nur «der Spiegel der Seele» ist, sondern «auch der Spiegel des Körpers».

Vom Evangelisten – und Arzt – Lukas, stammen die Worte: «Das Auge ist des Leibes Licht. Wenn nun dein Auge einfältig [gesund, rein] ist, so hat dein ganzer Leib Licht; ist aber dein Auge ein Schalk [krank], ist auch dein Leib finster» (11, 34).

Können wir das als eine prophetische Vorausschau auf die Iridoskopie verstehen? Ich weiß es nicht. Einer Sache bin ich mir jedoch sicher: Es ist unsere heilige Pflicht, diese vielver-sprechende und äußerst wichtige *Wissenschaft*, die teilweise noch in den Kinderschuhen steckt, kritisch und objektiv zu erforschen und weiterzuentwickeln, im Interesse der medizi-nischen Wissenschaft und vor allem *zum Heil der leidenden Menschheit*.

2. Die Konstitutionstypen

Nachdem ich Ihnen nun ein allgemeines Bild vom Wesen der Iridoskopie vermittelt habe, werde ich im zweiten Kapitel den wohl wichtigsten Teil dieses Diagnosesystems behandeln, nämlich die Ermittlung der Konstitutionstypen.

Sowohl für den Allopathen wie für den Homöopathen, jedoch ebensosehr auch für den Psychologen und den Magnetiseur ist es von größter Bedeutung, bei der Beurteilung einer Krankheit und der darauffolgenden Behandlung nicht beim «Beschwerdekatalog des Patienten», sondern bei der konstitutionellen, angeborenen Veranlagung des Betreffenden anzusetzen. Krankheiten entstehen, wenn sich die Konstitution im Laufe des Lebens als nicht vital genug erweist, diese zu verhindern.

Daß die Konstitution angeboren ist, heißt jedoch nicht, daß nicht bestimmte Faktoren auf Dauer diese Anlage positiv oder auch degenerativ beeinflussen könnten.

Hinsichtlich der Irisdiagnose bedeutet dies, daß sich ein «Mischtypus» allmählich zur «hämatogenen» Konstitution hin verlagern kann, wodurch zum Beispiel das Krebsrisiko größer wird. Allerdings kann sich durch eine verbesserte Lebens- und Ernährungsweise die Iris eines Patienten auch «klären», was anzeigt, daß seine Heilungschancen größer und die Gefahr einer ernsten Erkrankung kleiner wird.

Wie festgestellt wurde, entspricht die Konstitution der Tochter iridoskopisch sehr oft derjenigen des Vaters, und die des Sohnes derjenigen der Mutter.

Dieses Phänomen kann bei der Anamnese bereits einige wichtige Hinweise geben. Außerdem wird Ihnen sicherlich einleuchten, daß es ein großer Unterschied ist, ob der unglückliche «Besitzer» eines Magengeschwürs, das wir behandeln müssen, dem *neurogenen* oder dem *hämatogenen* Typ zuzurechnen ist.

Im ersteren Fall wird die Therapie vor allem darin bestehen, «beruhigend und spannungsmindernd» auf den Organismus einzuwirken, während beim hämatogenen Patienten die gesamte Verdauung, der Stoffwechsel und die Drüsenfunktion einer gründlichen Revision unterzogen werden muß. (In diesem Falle würde ich eine Ernährung nach dem Prinzipien von Dr. Bircher-Benner und Professor Kollath sowie eine naturheilkundliche Therapie empfehlen).

Bei richtiger Beurteilung gibt die Diagnose bereits die erforderlichen Hinweise für die Behandlung, und das ist auch notwendig! Eine Diagnose zu stellen bedeutet *nicht*, mit irgendeinem ausgefallenen Krankheitsnamen aufzuwarten, mit dem der Patient sowieso nichts anzufangen weiß, sondern *sich ein vollständiges Bild vom physischen und psychischen Wesen des Patienten zu machen, von seinem Charakter und von seinem Temperament, von seinen Anlagen und seinen persönlichen Lebensumständen – und darauf eine Therapie aufzubauen, die sich nicht damit begnügt, irgendwelche Medikamente zu verabreichen, sondern vor allem auf Verständnis und Mitgefühl beruht und auf Einsicht in die umweltbedingten krank machenden Faktoren. Nur so läßt sich der Weg erkennen, der zur Besserung, Heilung und Befreiung vom Leiden führen kann.*

Deshalb weigere ich mich, die Ausdrücke «Nierensteine», «Magengeschwür», «Lungenentzündung», «*Ulcus ventriculi*» und «Pneumonie» als Diagnose gelten zu lassen, ohne die dazugehörige (Kranken-) Geschichte in obigem Sinne zu berücksichtigen.

Wenn wir ein Dutzend Patienten mit einem *Ulcus duodeni* oder Zwölffingerdarmgeschwür behandeln müssen, dann ist es sehr gut möglich, daß wir diese Patienten auch auf ein Dutzend verschiedene Weisen behandeln müssen. Es gibt nun einmal keine zwei gleichen Menschen auf dieser Welt, ebensowenig wie zwei Blätter an einem Baum einander völlig gleichen.

Dies scheint mir auch so verhängnisvoll an der «Computer-diagnostik» zu sein, die heute schon teilweise eingesetzt wird. Wenn man alle bekannten Daten über einen bestimmten Patienten in ein Computerprogramm einspeist, wird man sicherlich irgendein Ergebnis erhalten. Aber ob dem Patienten damit geholfen ist? Meiner Meinung nach *nicht*, weil es nie gelingen wird, das psychophysische *Wesen* eines Menschen in computertauglichen Zahlen zu erfassen und das für die Behandlung so wichtige «persönliche Einfühlen» durch eine Maschine zu ersetzen.

Ein wichtiger Grundsatz:

Bis heute gibt es keine einfachere, wirksamere und leichter zu erlernende Methode zur Konstitutionsbestimmung als die Iridoskopie!

Wenn wir diese Diagnosemethode beherrschen, können wir in wenigen Sekunden die individuelle konstitutionelle Anlage eines jeden Patienten feststellen, womit die Grundlage für eine fundierte Diagnose geschaffen ist. Außerdem ist das auch die Voraussetzung für eine aktive, präventive Heilkunst, die gegenüber der Taktik des passiven Abwartens, bis sich das Leiden unübersehbar deutlich zeigt, große Vorteile hat.

Daß die Betrachtung des Auges noch viele andere Möglichkeiten in sich birgt, werden Ihnen die folgenden Kapitel zeigen. Zunächst wollen wir uns jedoch noch auf die Konstitutionstypen beschränken, wozu wir die Irisfotos I bis V einschließlich der kurzen Beschreibungen gründlich studieren werden. Lesen Sie aber zuvor die theoretische Darstellung auf den Seiten 27 bis 39 noch einmal aufmerksam durch.

Tafel I

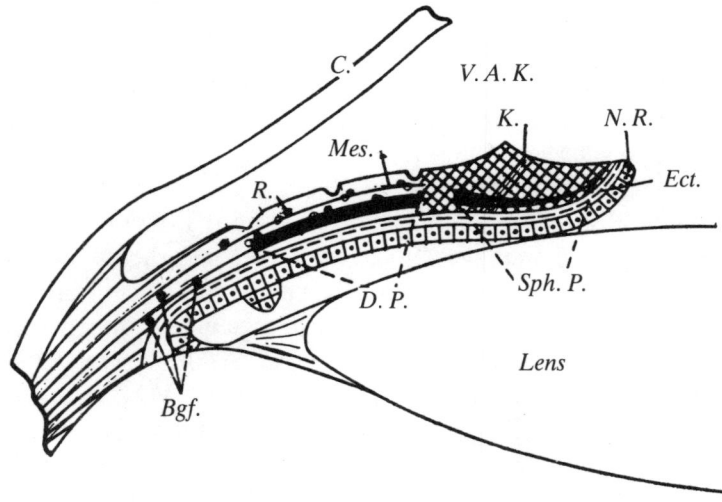

C.   = Cornea (Hornhaut)
V.A.K. = Vordere Augenkammer
K.   = Magen-Darm-Krause
N.R.   = Neurasthenikerring
Mes.   = Mesodermale Schicht (zwei Blätter)
R.   = Radiären
Ect.   = Ectodermale Schicht (zwei Blätter)
D.P.   = *Musculus dilatator pupillae* (Muskel für Pupillenerweiterung)
Sph.P. = *Musculus sphincter pupillae* (Pupillenschließmuskel)
Bgf.   = Blutgefäße

3. Die Krankheitssymbole in der Iris

Nach gründlichem Studium des vorangegangenen Kapitels müßten Sie nun den iridoskopischen Konstitutionstyp jedes Patienten einwandfrei bestimmen können.

Das ist sehr wichtig, denn *jede* wirksame Therapie muß die *Konstitution* des Kranken berücksichtigen. Wenn Sie die Konstitution zu ermitteln versuchen, wird Ihnen auffallen, daß in der Iris noch wesentlich mehr Besonderheiten zu finden sind, die möglicherweise eine bestimmte Bedeutung haben. Es dürfte einleuchten, daß das Auge eines völlig gesunden Menschen von ganz regelmäßiger Struktur sein müßte und keine auffallenden Abweichungen, Verfärbungen, Fleckchen, Bewölkungen, gekrümmten Linien und ähnliches aufweist. Doch leider muß der erste völlig gesunde Mensch nach Adam noch geboren werden! Deshalb werden Sie wohl auch nie eine ganz ebenmäßige und regelmäßige Iris zu sehen bekommen!

Nun ist aber keineswegs jede Abweichung in Form und Farbe gleich ein ausgesprochenes «Krankheitszeichen». Damit fangen die Schwierigkeiten an. Wir müssen uns also zunächst gewissenhaft die iridoskopischen Krankheitssymbole und ihre Bedeutung einprägen.

Der Einfachheit halber habe ich die wichtigsten Symptome in einer Skizze zusammengefaßt, die auf Seite 53 abgebildet ist. Anhand der Beschreibung erhalten Sie eine Vorstellung davon,

a) auf welche Faktoren Sie besonders achten müssen;
b) was jedes Zeichen bedeutet und
c) wie sich im Auge genau verfolgen läßt, wie beispielsweise eine akute Erkrankung allmählich in einen chronischen Krankheitszustand übergehen kann.

Jede Krankheit und jede organische Störung zeichnet sich mittels eines spezifischen Krankheitssymbols in der Iris ab, und zwar in dem Augensektor, der eine direkte Telex-Verbindung zu dem gestörten Organ unterhält. Die Lage der verschiedenen Sektoren, also die *Topographie* der Iris, werden wir erst in Kapitel 5 untersuchen, und zwar mit Hilfe der derzeit modernsten Iriskarte der Welt. Aufbauend auf den existierenden älteren Karten (von Péczély, Liljequist, Thiel, Hense u. a.), habe ich darin alle ergänzenden Fakten berücksichtigt, die ich in meiner Praxis gesammelt habe.

Eine Übersicht der «Störungs-Indikationen» finden Sie auf Tafel II, S. 53; dazu noch folgende Hinweise:

1. Eine *Wolke*
ist eine lokale Verfärbung der Iris, die an dieser Stelle blasser ist als die Umgebung.

Dieses Zeichen weist auf «Überempfindlichkeit» des Organs hin und ist deshalb in diesem Stadium lediglich ein Warnsignal etwa für Organschwäche oder Allergie.

2. Ein *Radiärenbündel*
ist cremigweiß gefärbt. Das Symptom weist auf ein «Spannungsfeld» in den Nervenbahnen des betreffenden Sektors hin, beispielsweise auf eine Neuralgie.

3. Ein *Entzündungszeichen*
ist ein hellweißer Tupfer oder ein winziges Fleckchen und das Signal für eine (akute) Entzündung.

In blauen Augen sind solche Fleckchen heller als in braunen, deren Besitzer übrigens im allgemeinen weniger zu Entzündungen neigen.

45

4. *Scharfe, weiße Radiären*
sind im Grunde eine Kombination der beiden vorangegangenen Zeichen. Sie weisen auf eine lokale Entzündung im Verlauf der Nervenbahnen hin, also auf eine Neuritis (zum Beispiel Ischias).

5. Eine *offene Lakune*
entsteht, wenn die normalerweise straff gespannten, strahlenförmig verlaufenden Radiären (kollagene Irisfasern) in der vordersten Irisschicht (der ersten Schicht des mesodermalen Blatts), die der Cornea (der durchsichtigen Hornhaut) am nächsten liegt, aus einem bestimmten Grund stark auseinandergebogen worden sind, wodurch eine Art Vertiefung entsteht.

Diese kann beispielsweise die Form einer halbgeöffneten Tulpe haben, bildet dann ein sogenanntes «offenes Zeichen» oder die Form eines «Teiches» oder eines «kleinen Sees» und wird

6. *geschlossene Lakune*
genannt. Im allgemeinen weist eine offene Lakune auf einen sich entwickelnden Krankheitsprozeß hin, während ein geschlossenes Zeichen ein Hinweis darauf ist, daß sich die Krankheit bereits in einem bestimmten Organ eingenistet hat.

Merkwürdig ist, daß die Lakune verschwindet, sobald der Körper die Krankheit überwunden hat, allerdings nur bei völliger Genesung. Zurück bleibt eine Erscheinung, die an ein fast unsichtbar gestopftes Loch in einem feinen Damenstrumpf erinnert. Ist das betreffende Organ jedoch dauerhaft geschädigt, dann verschwindet das Krankheitszeichen nicht oder nicht vollständig, sondern wird sozusagen rundherum von einer feinen weißen oder cremigweißen Linie umzeichnet (zu Unrecht «Eiweißhäutchen» genannt), was anzeigt, daß der Krankheitsprozeß abgeschlossen ist. Wenn hingegen die Krankheit weiterwirkt, gräbt sich die Lakune immer tiefer ein und erreicht auch die zweite Irisschicht (die zweite Schicht des mesodermalen Blatts), in manchen Fällen sogar die dritte (die erste Schicht des ektodermalen Blatts).

Es ist diese «Schichtung» der Iris, die nicht jeder zu unterscheiden vermag. Dazu benötigt man einen «iridoskopischen Blick», der sich mit dem «klinischen Blick» vergleichen läßt, den eigentlich jeder Arzt haben sollte.

Ist die Lakune lang, schmal und tief, dann wird sie

7. Krypte

genannt. Dieses Phänomen tritt meist bei schweren Erkrankungen der langgestreckten Organe auf, beispielsweise des Rückenmarks (Multiple Sklerose!), des Knochenmarks, der Speiseröhre, der Luftröhre, aber auch bei einer verschleppten Brustfellentzündung (Pleuritis) und bei chronischen Nervenentzündungen (Neuritiden), zum Beispiel Ischias.

Je länger ein Krankheitsprozeß andauert und je mehr er sich ausbreitet, um so stärker wird das Gewebe angegriffen und um so größer und tiefer wird auch die eine Störung signalisierende Lakune, so daß sie schließlich bis zur dritten Irisschicht (zur ersten Schicht des ektodermalen Blatts) vordringt.

Wir schauen dann sozusagen in einen Krater, auf dessen Boden wir den dunklen, fast schwarzen Untergrund der Iris sehen (die zweite Schicht des ektodermalen Blatts, die retinale Pigmentschicht).

Einen solchen Krater nennen wir

8. Substanzzeichen.

Substanzzeichen weisen auf Gewebeschwund durch Degeneration oder auf völligen Ausfall der Organfunktion hin.

Wenn nach einer lang andauernden Erkrankung, beispielsweise nach einer chronischen Appendizitis («Blinddarmentzündung») oder nach einem chronischen Magengeschwür, einem Mamma-Tumor (Brustkrebs), einem Lungenprozeß oder einem Nierenleiden das erkrankte Organ ganz oder teilweise chirurgisch entfernt worden ist, finden wir ein «Gedenkzeichen», ein Substanzzeichen, das lebenslang in der Iris zurückbleibt.

Wenn also eine Lakune größer, tiefer oder dunkler wird, wissen wir, daß der Krankheitsprozeß noch andauert. Tritt hingegen während der Behandlung die Genesung ein, so können wir das Entgegengesetzte beobachten: Die Lakune wird kleiner und flacher, und die Farbe normalisiert sich in zunehmendem Maße. Auf diese Weise läßt sich der Prozeßverlauf objektiv verfolgen, so daß wir von den subjektiven Gefühlen des Patienten völlig unabhängig sind.

Zumindest ist dies sicherlich dann der Fall, wenn wir über eine Art «fotografisches Gedächtnis» verfügen (eine zweite Voraussetzung für einen guten Irisdiagnostiker!) und uns daran erinnern,

a) wie die Iris des Patienten aussah, als er das erste Mal in unserer Sprechstunde erschien, und
b) wie das Irisbild beim vorletzten Besuch des Patienten aussah.

Wenn wir diese beiden Bilder mit dem momentanen vergleichen, können wir eine eventuelle Besserung bzw. Verschlechterung feststellen.

Doch auch ohne dieses fotografische Gedächtnis können wir das gleiche mit dem Leitz-Apparat für Irisfotografie erreichen, was allerdings wesentlich kostspieliger ist, da solche Irisfotos in regelmäßigen Abständen wiederholt werden müssen.

Im übrigen ist meiner Meinung nach vor allem bei ernsteren Erkrankungen generell mit Nachdruck zu empfehlen, zu Beginn der Behandlung die Iris zu fotografieren. Wenn man ein solches Dia auf einer Projektionsleinwand in 5 000facher Vergrößerung betrachtet, kann man natürlich wesentlich mehr erkennen als auf einer 6- bis 10fachen Mikroskopvergrößerung.

Nach einer solchen eingehenden Untersuchung mit Hilfe des Dias kann man den Prozeß zunächst mit dem Handapparat weiterverfolgen. Nach einer gewissen Zeit sollte man jedoch zur Kontrolle erneut ein Dia anfertigen.

48

Die allmähliche Entwicklung von der Lakune zum Substanzzeichen deutet an sich schon darauf hin, daß wir es mit einem progressiv verlaufenden Krankheitsprozeß zu tun haben, den wir folgendermaßen einteilen können:

Oberflächliche Lakune; 1. Irisschicht   Stadium I
Tiefere Lakune und Krypte; 1. und 2. Schicht   Stadium II
Substanzzeichen; 1., 2. und 3. Schicht   Stadium III

Eine zusätzliche Bestätigung für die Chronizität des Prozesses erhalten wir, wenn wir neben, in der Nähe oder zu beiden Seiten des Krankheitssymbols flache

11. *Pigmentflecken*
finden. Diese sind an ihrer Farbe zu erkennen, welche sich am ehesten mit derjenigen von Teeblättern nach dem Aufgießen des Tees vergleichen läßt. Sie haben keine topographische Bedeutung und werden deshalb auch zu den Beizeichen gerechnet, auf die wir später näher eingehen werden.

Eine große Ähnlichkeit mit den Phänomen der Pigmentflecken hat

12. das *Ulcuszeichen,*
das allerdings eine deutlich andere Farbe aufweist als der Pigmentfleck, nämlich orangebräunlich.

Wenn Sie dieses orangebraune, dick aufgetragene Fleckchen im Darstellungsbereich des Magenausgangs (*Pyloris*) oder des Zwölffingerdarms (*Duodenum*) antreffen, so ist das stets ein Hinweis auf ein Geschwür (*Ulcus*).

Sehr schwer vom Ulcuszeichen zu unterscheiden ist

13. das *Tumorzeichen,*
das von der Form her leicht mit dem Ulcuszeichen verwechselt werden kann. Es erscheint jedoch farblich anders, nämlich stumpf graubraun, wie «totes Holz». Meist zeichnet es sich als leichte Erhöhung ab, zum Beispiel wie ein flacher Maulwurfshaufen oder, um einen Vergleich aus unserem

Fachbereich zu nehmen, wie ein geschwollener Lymphknoten bei einem skrofulösen Kind.

Das Tumorzeichen befindet sich topographisch immer an der richtigen Stelle. Aufgrund der Konstitution des Patienten können wir in solchen Fällen bestimmen, ob die Geschwulst aus gutartigem (benignem) oder aus bösartigem (malignem) Gewebe besteht.

Es ist relativ schwierig, diese drei letztgenannten Zeichen voneinander zu unterscheiden:

den Pigmentflecken (Zeichen für Chronizität),
das Ulcuszeichen (Hinweis auf ein Geschwür) und
das Tumorzeichen (Hinweis auf eine Geschwulst).

Hat der Irisdiagnostiker jedoch die ohnehin notwendige Erfahrung (immer wieder muß gesagt werden, daß es ums *Schauen*, nicht ums bloße Sehen geht), so sind Verwechslungen und Irrtümer nahezu ausgeschlossen!

Ungefähr das Gegenteil eines Tumorzeichens ist das Symbol für eine «Zyste» vom griechischen *Cystis* = Flüssigkeitsblase), die sich in einer Niere (Hydronephrose) oder in einem Eierstock (Ovarialzyste) bilden kann, wenn die Ausführungsgänge dieser Organe aus irgendeinem Grund verschlossen sind.

Wir finden dann in der Iris eine tiefe, meist scharf umrissene Lakune, die aussieht wie ein kleiner See – scheinbar mit Flüssigkeit gefüllt.

Je größer die Flüssigkeitsblase, um so größer ist auch das Zeichen.

Die «Ausdehnungstendenz» eines bestimmten Organs manifestiert sich auch in der Vergrößerung der Iriszeichen, beispielsweise bei:

Herzhypertrophie (Vergrößerung des Herzens),
Aorten-Aneurysma (Aussackung der großen Körperschlagader),
Struma (Kropf) und außerdem bei

50

Leber- und Milzschwellung (zum Beispiel bei Malaria!),
Gallenblasenausdehnung (bei Gallensteinen),
Erweiterung und Erschlaffung des Dickdarms (Kolon), so
wie dies hauptsächlich bei chronischer Verstopfung vorkommt.

In letzterem Fall ist die Magen-Darm-Krause in der Iris
manchmal bis auf das Doppelte ihres normalen Ausmaßes
vergrößert!

Verglichen mit den genannten Symbolen für chronische Erkrankungen nehmen die «akuten Zeichen» relativ wenig
Raum ein.
Doch sind auch sie besonders für den Haus- und den Kin-
derarzt sehr wichtig, der oft auf die Schnelle und aufgrund
sehr weniger Anhaltspunkte eine zutreffende Diagnose stellen muß, von der möglicherweise das Leben des Patienten
abhängt.
Dies gilt vor allem bei *Entzündungen*.
In blauen Augen sind die Entzündungszeichen meist leuchtend weiß, in braunen Iriden cremigweiß bis hell gelbbraun.
Eine beginnende Bronchitis, Gastritis oder Kolitis zeichnet
sich wie alle Schleimhautentzündungen als milchige *Bewölkung* (1) oder als Schleier in den betreffenden Organregionen
ab (bei den erwähnten Beispielen in den Bronchien, der
Magenwand und dem Dickdarm entsprechenden Regionen),
wodurch die Iris stellenweise heller gefärbt oder «verschos-
sen» aussieht.
Wenn der Patient über unklare neuralgische Schmerzen
klagt, können wir die betroffene Nervenbahn häufig durch
Aufspüren eines *Radiärenbündels* (2) lokalisieren.

Eine Lungenentzündung (Pneumonie) bei einem Menschen
mit lymphatischer Konstitution zeichnet sich ab als *leuchtendweißer Tupfer* (3) im entsprechenden Lungensektor; eine
akute Brustfellentzündung (Pleuritis) als eine scharfe, weiße
Linie über dem Pleurafeld.

51

Wir haben bereits gehört, daß sich diese Linie bei chronischer Entwicklung der Brustfellentzündung «eingraben» und zu einer «Krypte» (7) werden kann.

Scharfe, weiße Radiären (4) weisen im allgemeinen auf Nervenentzündungen (Neuritiden) hin, beispielsweise auf Ischias.

Die *offene Lakune* (5), deren Umriß nur teilweise sichtbar ist, liegt bereits auf der Grenze zwischen einem akuten und einem chronischen Prozeß.

Kurz nach einem Herzinfarkt, einem Schlaganfall oder bei einer starken Blutung (zum Beispiel bei einer ernsten Form von Krampfadern) sehen wir Zeichen im entsprechenden Irissektor, die fast wie eine naturgetreue Abbildung eines blutigen Äderchens aussehen (eine *Vascula*).

Eine Schwangerschaft oder eine weit zurückliegende Schlüsselbeinfraktur mittels Irisdiagnose festzustellen – und womöglich auch noch aus einem Abstand von einem Meter – ist *nicht* möglich. Meiner Meinung nach gehört derartiges entweder in den Bereich des Hellsehens oder in das Reich der Fabel bzw. der Phantasie.

Tafel II
Krankheitssymbole in der Iris

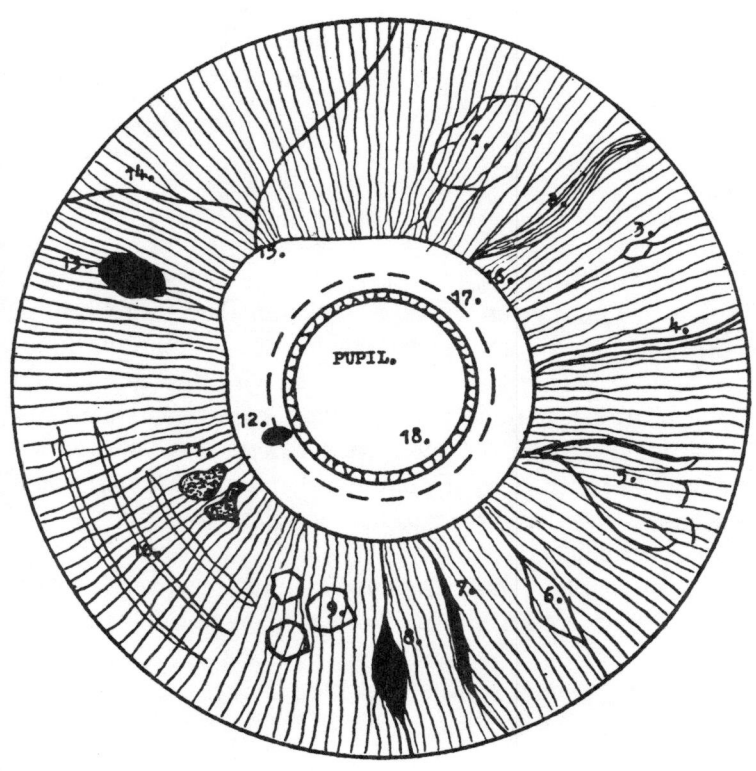

1. Wolke
2. Radiärenbündel
3. Entzündungszeichen
4. Scharfe, weiße Radiären
5. Offene Lakune
6. Geschlossene Lakune
7. Krypte
8. Substanzzeichen
9. Wabenförmige Lakunen
10. Krampfringe

11. Pigmentflecken
12. Ulcuszeichen
13. Tumorzeichen
14. Transversale
15. Auswölbung der
16. Magen-Darm-Krause
17. Grenze zwischen Magen-
    und Darmgebiet
18. Neurasthenikerring

4. Die Beizeichen

Neben den häufigsten Krankheitszeichen, die wir in Kapitel 3 besprochen haben und die im allgemeinen an einer bestimmten Stelle in der Iris auftreten, treffen wir oft auch noch auf andere, topographisch nicht gebundene Abweichungen, sogenannte *topolabile* Zeichen. Man könnte den Unterschied zwischen topographischen und topolabilen Zeichen mit dem Unterschied zwischen Fixsternen und Planeten in der Astronomie vergleichen.

Da die topolabilen Zeichen uns wichtige ergänzende Informationen für die Diagnose liefern können, werden sie «Beizeichen» genannt.

Im vorliegenden Kapitel werden wir diese «wandernden Zeichen», die stets auf chronische Prozesse hinweisen, genauer untersuchen.

Wenn in einem bestimmten Irissektor sogenannte

9. *wabenförmige Lakunen*
auftauchen (siehe Tafel II, Seite 53), so weist dies auf eine «hereditär-verminderte Abwehr» hin, auf eine angeborene Schwäche eines bestimmten Organs.

Auch wenn noch keine markanten Störungen zu erkennen sind, muß die Behandlung hier schon präventiv ansetzen. Vorbeugen ist immer noch besser – wenn auch vielleicht weniger dankbar für den Arzt – als heilen.

10. *Krampfringe*

Die Kreisbögen, die sich nie innerhalb der Magen-Darm-Krause, sondern immer zwischen dieser und dem Ziliarrand zeigen und die parallel zu letzterem verlaufen (also genau das Gegenteil dessen, was man aufgrund der lokalen Faserstruktur der Iris erwarten würde) und die früher «Krampfringe» genannt wurden, scheinen tatsächlich, wie ich bereits vor Jahrzehnten behauptet habe, ein Hinweis auf Bindegewebsschwäche zu sein, wie sie beim lymphatischen Konstitutionstyp sehr oft vorkommt. Also kein Hinweis auf etwas Ernstes.

14. *Transversale*

Das sind Radiären oder Radiärenbündel, die so stark von ihrer ursprünglichen Richtung abweichen, daß sie den Weg ihrer Nachbarn kreuzen und schräg oder quer durch sie hindurchlaufen.

Manchmal werden sie in ihrem abweichenden Verlauf von einem kleinen Blutgefäß begleitet, das wie eine feine rote Linie aussieht und auf einen schmerzhaften Zustand hinweist. Diese Erscheinung nennen wir eine «Vaskularisation» (Gefäßbildung).

Die Kombination einer Transversalen mit einer Vaskularisation ist als ungünstiges Zeichen zu betrachten.

Wenn beispielsweise im Lebersektor zwei Radiären auseinandergebogen werden, so daß sie mit dem Ziliarrand ungefähr ein Dreieck bilden, so ist das ein wichtiges Warnzeichen: «*Leberdreieck*! Hier droht Gefahr!»

15. *Auswölbungen*

Die Auswölbung der Magen-Darm-Krause nach außen (16), Symptom für eine Stauung, deutet auf chronische Verstopfung hin. Weist die gesamte Iris dazu noch eine trübe, ins Orange gehende Verfärbung auf, dann liegt die allgemeine Diagnose «Rheuma» nahe.

Farbabweichungen

Verschiedene Arten von Verfärbungen können ebenfalls als

Beizeichen angesehen werden, da sie wichtige Hinweise auf zukünftige, sich im Augenblick erst fast unmerklich entwikkelnde Störungen geben können.

Beinahe jede chronische Krankheit beginnt mit einer Verdauungs- und/oder Stoffwechselstörung.

Wenn nun zum Beispiel der Magen eine zu große Menge an Verdauungssäften produziert, so weist der «Magenring» (17) – der konzentrisch um die Pupille verläuft – einer hellere, blassere Farbe auf als die Umgebung; im gegenteiligen Fall, also bei zu geringer Magensäureproduktion, kommt es zu einer stumpferen, dunkleren Verfärbung.

Merke:
Hyperazidose – hellere Farbe
Hypoazidose – dunklere Farbe

Das Phänomen, das «Überschmierung» genannt wird, beginnt fast immer im Bereich des Dickdarms (Kolon). Eine matte, verblaßte Farbe weist auf eine Kolon-Dysbakterie (einen ungesunden Zustand der Darmflora) hin, was zum Beispiel bei Ruhr (Dysenterie) und bei Enzündungen des Dickdarms (Kolitis) der Fall sein kann, während eine dunkler werdende Überschmierung eine Veränderung der Konstitution in die hämatogene Richtung anzeigt. Lang andauernde Stoffwechselstörungen können unter anderem zu «Verschleiß» führen. Nun ist das heutzutage ein Modewort, ein Umstand, der große Verwirrung stiftet, vor allem dann, wenn man jüngeren Patienten diese Diagnose mitteilt!

Mit «Verschleiß» ist meist *Arthrose* gemeint, eine Knorpelverhärtung in den Gelenken und oft auch zwischen den Lendenwirbeln.

Nun wird vor allem letztere Erscheinung, also die Arthrose der Lendenwirbel, ebenfalls sehr häufig mit dem falschen Namen benannt, nämlich «Prolaps». Von hundert sogenannten Prolaps-Patienten leiden vielleicht zwei tatsächlich an einem Vorfall einer Zwischenwirbelscheibe!

Die Arthrose manifestiert sich in einer Art «cremeartiger

Spachtelmasse» im entsprechenden Irissektor, im Gegensatz zur *Arthritis* (Gelenkentzündung), die wie jeder andere Entzündungsprozeß durch eine hellere Färbung angezeigt wird. Eine Arthrose, die schon lange Zeit vorhanden ist, wird von den bereits zuvor erwähnten Pigmentflecken begleitet (11), ein Zeichen für die Chronizität, während der echte Prolaps sich durch eine Krypte (7) an der topographisch richtigen Stelle verrät.

Als Verschleiß des Gewebes werden auch die *Sklerose* (Arthero- oder Artheriosklerose = Gefäßverkalkung) und die *Zirrhose* (zum Beispiel Leberzirrhose, Verhärtung des Lebergewebes) bezeichnet. Als normale Alterserscheinung sehen wir in der Iris direkt am Ziliarrand einen perlgrauen, undurchsichtigen Kreisbogen, der Altersbogen oder *Arcus senilis* genannt wird. Je breiter dieser Rand ist und je vollständiger er die Iris umschließt, um so weiter ist der Verkalkungs- oder Verschleißprozeß fortgeschritten. Wenn dieses Zeichen, das bei einem Menschen im Alter von 90 Jahren als völlig normal anzusehen ist (obwohl es bei Felix Ortt in diesem Alter noch nicht sichtbar war, was er selbst – und meiner Meinung nach vollkommen zu Recht – seiner vegetarischen Lebensweise zuschrieb), sich beispielsweise bei einem Patienten von 40 Jahren zeigt, so ist dies eindeutig als abnorm anzusehen und weist auf einen völlig gestörten Stoffwechsel mit vorzeitiger Degeneration hin.

Finden wir dieses Symptom hauptsächlich im Gehirnsektor, wie es oft bei Alkoholikern der Fall ist, dann wissen wir, daß hier ein vorzeitiger geistiger Verfall, bei jüngeren Patienten sogar eine *Dementia praecox* vorliegt. Das gleiche Zeichen taucht oft auch bei sehr jungen Menschen auf, die drogenabhängig sind.

Auch die Pupille kann verschiedene Beizeichen aufweisen. Die Mittellinie der normalen Pupille bei Tageslicht beträgt ungefähr ein Viertel des Durchmessers der gesamten Iris. Doch kann sich die Pupille weit über das normale Maß hinaus *erweitern* oder *verengen*.

Ist sie überdurchschnittlich groß, so ist das meist ein Zeichen für eine *Hyperthyreose* (eine starke Schilddrüsenüberfunktion, wie sie zum Beispiel bei der Basedowschen Krankheit auftritt). In einem solchen Fall müssen wir unbedingt den Schilddrüsensektor überprüfen, doch darüber später mehr. Entdecken wir neben der erweiterten Pupille, die übrigens am häufigsten beim neurogenen Konstitutionstyp zu finden ist, außerdem noch sehr deutlich den *Neurasthenikerring* (18), jenen «geflochtenen oder gedrehten Faden», der vom Innenrand der retinalen Pigmentschicht gebildet wird (also vom zweiten Blatt der ektodermalen Schicht oder auch vom Untergrund der Iris), dann drängt sich die Diagnose Neurasthenie (Hypersensibilität des Nervensystems) geradezu auf.

Eine lokal eingebeulte Pupille kann in Verbindung mit anderen Zeichen ein Hinweis darauf sein, daß sich im Gebiet des Magens oder des Dickdarms eine Geschwulst gebildet hat.

Symmetrische Pupillenabflachungen oder -verformungen in beiden Augen können ebenfalls wichtige Hinweise liefern, vor allem dem Psychiater. Es würde jedoch zu weit führen, auf diesen Punkt ausführlicher einzugehen. Wer mehr darüber erfahren möchte, sollte vor allem das Buch *Iridoskopie* von Dr. Rudolf Schnabel lesen.

Wenn der *Musculus sphincter pupillae* – der Schließmuskel der Pupille – nicht normal (das heißt mit Verengung) auf einfallendes Licht reagiert, dann müssen Störungen im Gehirnbereich, Epilepsie, Gehirnerschütterung (*Commotio cerebri*) oder grüner Star (Glaukom) als Diagnose in Betracht gezogen werden.

Bei grünem Star ist der Augendruck (die Spannung der Augenflüssigkeit) chronisch erhöht. Die Pupille erstarrt und wird oft sehr stark zusammengezogen. Gleichzeitig entwickelt sich eine fortschreitende Akkomodationslähmung (fehlende Nah-Fern-Einstellung), wodurch das Sehvermögen immer schlechter wird.

Wird nicht rechtzeitig eingegriffen (eventuell operativ), so kann der Augapfel in bestimmten Fällen völlig verhärten, was meist mit einer Trübung von Linse und Hornhaut einhergeht und schließlich zu völliger Blindheit führen kann.

Grüner Star kann als Folge bestimmter Augenerkrankungen (Entzündungen oder Geschwulste) entstehen, außerdem infolge von Durchblutungsstörungen, primärer oder sekundärer Syphilis, Arteriosklerose usw.

Bei grauem Star (Katarakt) bildet sich durch Trübung der Linse vor der Pupille eine milchglasartige Schicht. Grauer Star tritt häufig bei Zuckerpatienten als *Cataracta diabetica* auf.

Außerdem finden wir bei solchen Diabetikern häufig rund um die gesamte Iris verstreut die sogenannten «Torpedo-Lakunen», kleine, in ihrer Form an Torpedos erinnernde Lakunen, die oft zu Dutzenden auftreten, jedoch keine topographische Bedeutung haben.

Schließlich können uns die Augenlider (blaß bei Anämie, bronzefarben bei der Addison-Krankheit, dick und geschwollen bei Nierenstörungen) und das Augenweiß (*sclera*) – gelbgefärbt bei Gelbsucht (*Ikterus*) oder von dick angeschwollenen Äderchen durchzogen bei hohem Blutdruck (Hypertonie) – weitere wichtige Hinweise bezüglich des allgemeinen Gesundheitszustandes des Patienten geben, obwohl diese eigentlich nicht mehr in den Bereich der Iridoskopie fallen.

Dennoch sollte uns natürlich *jeder* Hinweis, der zur Vervollständigung der Diagnose beitragen kann, willkommen sein.

5. Die Topographie der Iris

Nachdem wir nun die Krankheitszeichen in der Iris schon relativ gut kennen und deshalb wissen, wie sich bestimmte Störungen oder Erkrankungen manifestieren können, lernen wir die «Mondkarte» des Auges mit seinen vielen Sektoren gründlich auswendig, um jederzeit sofort feststellen zu können, mit welchem Organ das gefundene Zeichen in Verbindung steht. Das tun wir mit Hilfe der Iriskarte, die sozusagen eine Landkarte des menschlichen Körpers ist. Um das Studium der Karte zu vereinfachen, habe ich die einzelnen Organe in ihrer natürlichen Form eingezeichnet. Das tut jedoch der topographischen Genauigkeit keinen Abbruch.

Wir stellten bereits fest, daß die Iris durch den *Nervus sympathicus* innerviert wird. Folglich entzieht sich alles, was sich in der Iris abspielt, völlig jeder bewußten Steuerung und ist deshalb auch als Beobachtungsobjekt besonders zuverlässig. Vielleicht spricht man nicht zuletzt deshalb davon, daß das Auge der «Spiegel der Seele» ist.

Um das Auswendiglernen der Iriskarte zu erleichtern, teilen wir zunächst den äußersten Irisring, also den Streifen zwischen der Magen-Darm-Krause und dem äußeren Umkreis, in vier gleiche Teile auf.

Um eine genaue und praktische Orientierung zu ermöglichen, unterteilen wir den äußeren Kreis, den Ziliarrand (abgeleitet von *cilia* = Augenhaare), in 12 gleiche Teile von je 30 Grad, die wir von 1 bis 12 im Uhrzeigersinn durchnumerieren. Die Angabe «bei halb sieben» gibt demnach die Stelle an, wo der *Uhrzeiger* auf 6.30 Uhr steht, also zwischen der Ziffer 6 und der Ziffer 7.

Der erste Sektor, den wir uns näher anschauen, ist der zwischen 10.30 Uhr und 11.30 Uhr in der rechten Iris. Bei 10.30 Uhr finden wir das rechte Ohr, bei 11.30 Uhr das rechte Auge. (Ihnen ist gewiß klar, daß in der Iris keinesfalls ein kleines Ohr, ein kleines Auge oder ein kleines Herz in ihrer tatsächlichen Form zu sehen sind! Diese Art der bildhaften Darstellung ist aber einfach «anschaulicher».)

Der große Raum in der Iris zwischen Ohr und Auge wird vom zerebralen Sektor ausgefüllt, dem Gehirnsektor, der insgesamt von 10.45 Uhr bis 1.00 Uhr reicht, also ungefähr 65 Grad umfaßt. (War Ihnen klar, daß der Mensch über *so viel* Gehirn verfügt?!)

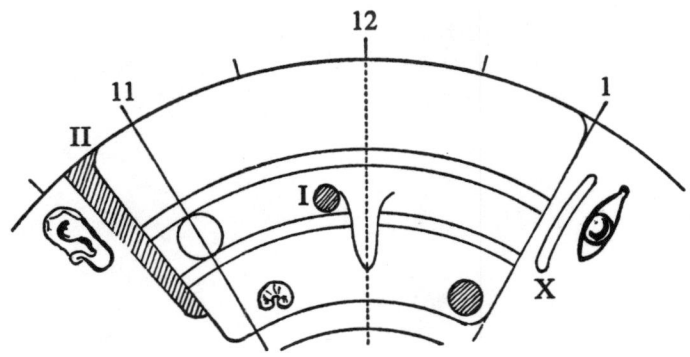

Dieser «Ozean von Gehirn» läßt sich wie folgt unterteilen:

Am Ziliarrand entlang von links nach rechts:
Schläfenlappen,
Hinterhauptslappen,
Kleinhirn,
Stirnlappen.

Im Mittelteil:
Kleinhirn,
Hypophyse (Hirnanhangdrüse),
Balken (Verbindung zwischen den beiden Gehirnhälften).

An der Magen-Darm-Krause:
Rückenmark (im horizontalen Querschnitt),
Epiphyse (Zirbeldrüse).

Zu beiden Seiten des Gehirnsektors liegen außerdem noch das *verlängerte Rückenmark* (II, *Medulla oblongata*) und die *Stirnhöhle* (X, *Sinus frontalis*).

In der linken Iris finden wir im entsprechenden Sektor genau das gleiche, jedoch in umgekehrter Richtung, also von rechts nach links.
(Zur Anregung möchte ich kurz vorgreifen: Wenn Sie bei jemandem im rechten Auge bei 10.30 Uhr – genau an der Stelle, wo auf dieser Karte das symbolische Ohr eingezeichnet ist – einen leuchtend weißen Tupfer entdecken, dann wissen Sie, daß hier eine Entzündung im rechten Ohr vorliegt.)

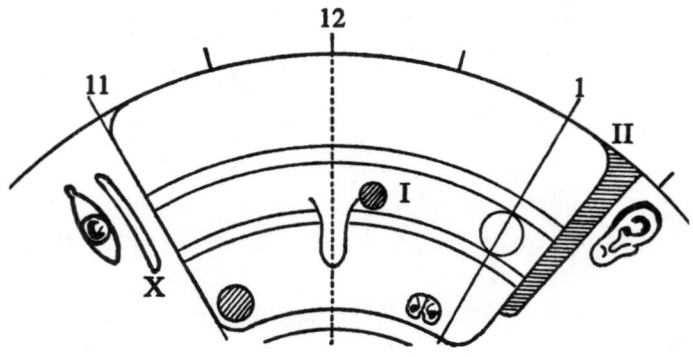

Prägen Sie sich nun, bevor Sie weiterlesen, die Topographie des Gehirns gut in Ihr Gehirn ein!

Der zweite Quadrant der rechten Iris, den wir uns jetzt anschauen werden (s. Abb. S. 64) erstreckt sich von 1.30 Uhr bis 4.30 Uhr. Darin finden wir entsprechend dem Uhrzeigersinn:

Nase,
Oberkiefer, und weiter innen, näher an der Magen-Darm-Krause, die
Mandel (auch Tonsille), den
Nasen-Rachen-Raum, der übergeht in die
Speiseröhre,
Unterkiefer,
*Kehlkopf (*IX, Larynx*),*
Schilddrüse (genau auf der horizontalen Linie von 3.00 Uhr),
Mund (bei 3.00 Uhr am Ziliarrand),
Luftröhre,
Zwerchfell, und mehr in der Mitte:
Thymus (Bries) und
Schulterblatt. Außerdem:
Brustbein,
Wirbelsäule (gleichzeitig Rückenmark) und
Nabel (bei 4.20 Uhr).

Auch dies alles finden wir in genau der gleichen Reihenfolge, jedoch im Gegenuhrzeigersinn, im linken Auge (s. Abb. S. 65 oben).

Der dritte Quadrant der rechten Iris (s. Abb. S. 65 unten), der von 4.30 bis 7.00 Uhr reicht, umfaßt hauptsächlich die Harnorgane und den Reproduktionsapparat des menschlichen Organismus, also Nieren und Blase, Geschlechtsdrüsen und -organe.

Wir beginnen bei 4.30 Uhr:

Harnblase,
Rektum (Mastdarm) mit *Anus,*
Geschlechtsorgan (also bei Eva: Vulva, Vagina und Uterus, und bei Adam: Skrotum, Penis und Prostata),

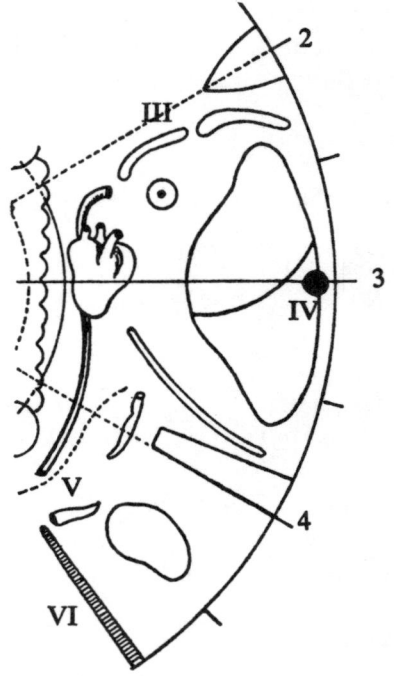

Niere und *Nebenniere*,
Bein, mit *Knie* und *Fuß* (vertikal nach 6.00 Uhr),
Geschlechtsdrüsen (bei Eva die Eierstöcke, bei Adam die Hoden; VII) und schließlich, bei 7.00 Uhr: der *Knochenmarkssektor* (wichtig bei Blutkrankheiten!).

Auch diese Organe zeichnen sich in umgekehrter Richtung in der linken Iris ab (s. Abb. S. 66).

Damit ist es aber mit der Symmetrie schon vorbei, da nunmehr die *unpaaren Organe* zu ihrem Recht kommen (die Organe, von denen wir nicht jeweils zwei Ausgaben besitzen, also Herz, Leber, Galle, Gallenblase, Bauchspeicheldrüse und Milz).
Nun geht es weiter auf unserer Entdeckungsreise durch das rechte Auge. Im letzten Quadranten (s. Abb. S. 67) finden wir:

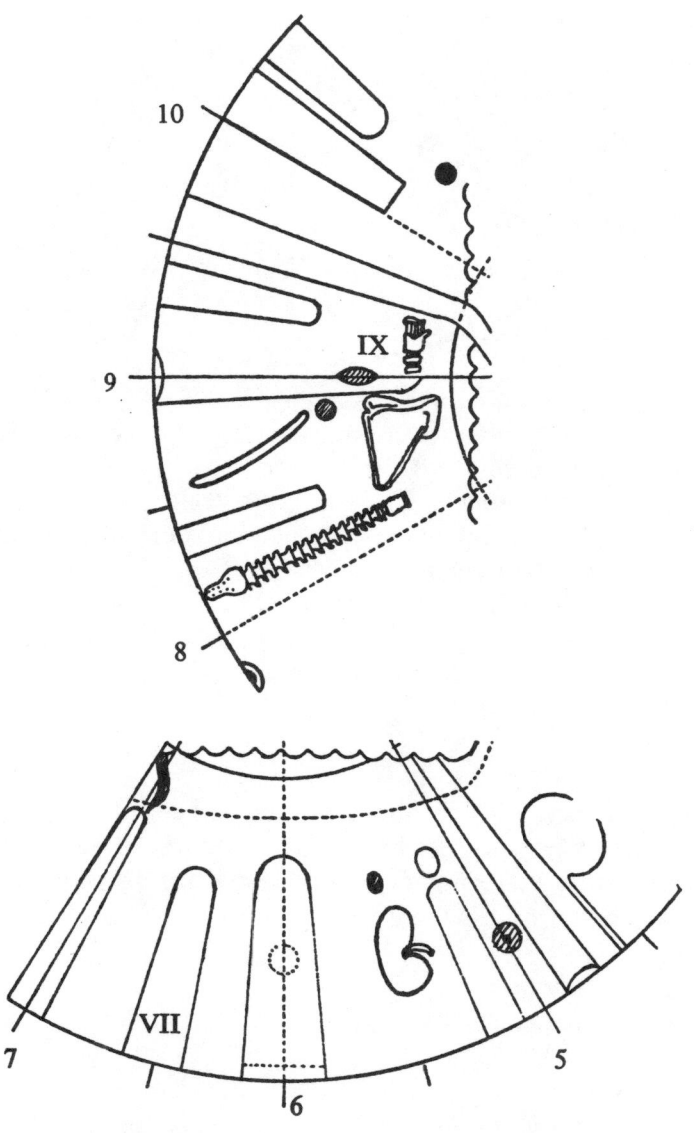

Nervus ischiadicus (VI),
Leber und *Gallenblase* (zwischen 7.00 und 7.30 Uhr),
Arm mit einem Teil des *Schlüsselbeins*,
Zwerchfell (*Diaphragma*),

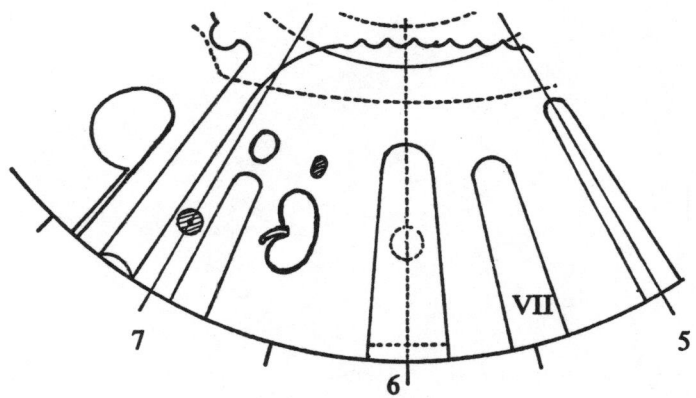

Bauchspeicheldrüse oder *Pancreas* (liegt weiter innen und reicht bis zur Magen-Darm-Krause),
Lunge (drei Lappen) von 8.15 bis 9.30 Uhr, mit
Hilus (Eintrittsstelle der Bronchien und der Lungengefässe V), mit *Lungenlymphknoten*,
Mamma (weibl. Brustdrüse),
Schulter, mit dem zweiten Teil des *Schlüsselbeins* (III),
rechtes Herzohr (IV) mit *unterer Hohlvene* und
Hals (10.00 Uhr).

Nun kommen wir zur abweichenden linken Iris (s. Abb. S. 68), wo wir von 5.15 Uhr auf 2.00 Uhr zurückdrehen (entgegengesetzt zur Sonnenbahn und zum Uhrzeigersinn) und nacheinander finden:

Knochenmark,
Nervus ischiadicus (VI),
Milz (4.30 Uhr),
Cauda pancreatica (der «Schwanz» des Pancreas; V),
Arm mit *Schlüsselbeinhälfte*,
Zwerchfell (*Diaphragma*),
linker Lungenflügel (zwei Lappen) mit
Hilus (IV), mit Lungenlymphknoten,
Herz mit *Aorta* (zwischen Lunge und Magen-Darm-Krause)

66

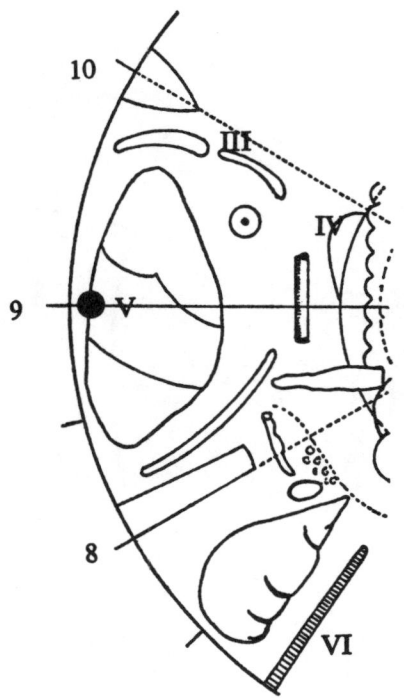

und außerdem wieder:

Mamma (weibl. Brustdrüse),
Schulter mit *zweiter Schlüsselbeinhälfte* (III) und *Hals*.

Damit haben wir uns den großen Außenring der Iris systematisch angeschaut. Auch diese Fakten sollten Sie sich gründlich einprägen!

Nun haben wir das Zentrum jenes vierblättrigen Kleeblattes, in das wir die Iris unterteilt haben, bisher völlig vernachlässigt. Im Zentrum des Auges, rund um die Pupille und innerhalb der Magen-Darm-Krause, finden wir den gesamten Verdauungstrakt, mit Ausnahme seines Ein- und Ausgangs – der Speiseröhre und des Rektums (Mastdarm).

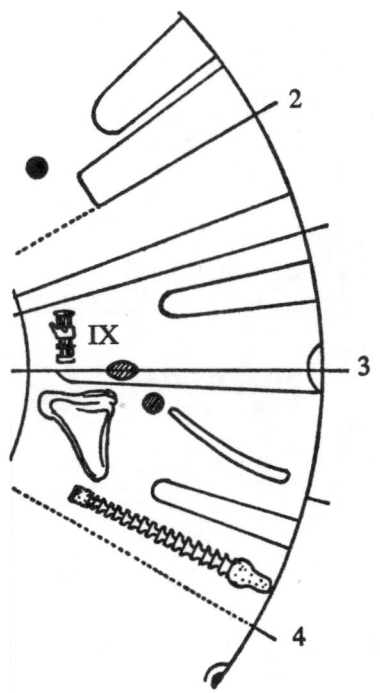

Es ist auffällig, daß sich nur die autonom innervierten, das heißt unbewußt reagierenden Teile des Verdauungstraktes innerhalb der Magen-Darm-Krause abzeichnen.

Die Speiseröhre, die vom «Schluckreflex» beeinflußt wird, und der Mastdarm, der auf die «Defäkationsreize» reagiert, die entstehen, sobald der Stuhl die Erweiterung des Rektums (*ampulla*) erreicht, sind in den Sektoren zwischen Magen-Darm-Krause und Ziliarrand repräsentiert.

Direkt um die Pupille herum und konzentrisch zu ihr liegt im rechten Auge der Magenring mit (in der Reihenfolge, die der Anatomie entspricht):

dem Magenausgang (*Pylorus*) nach 8.00 Uhr, an den sich nach unten hin anschließt:
der Zwölffingerdarm (*Duodenum*), der horizontal über-

geht in den Dünndarm (*Ileum*),
den *Appendix* (sehr markanter Punkt auf der Linie nach 7.00 Uhr).
Oberhalb des *Pylorus* (Magenausgang), vertikal nach oben:
Colon ascendens (aufsteigender Teil des Grimmdarms), der im weiteren Verlauf, horizontal nach rechts abbiegend, den
Colon transversum (den querverlaufenden Teil des Grimmdarms) anzeigt.
Links oben in der Magenwand:
die *kleine Curvatur* (kleine Magenkrümmung), und unten:
   der *Fundus* oder *Magengrund*.

In der linken Iris finden wir im entsprechenden Ring:

die *große Curvatur* (zwischen 4.00 bis 5.00 und 10.00 bis 11.00 Uhr),
den Magenmund (*Cardia*), der zu 9.00 Uhr hinläuft, und die Verbindung zur *Speiseröhre* (schräg nach oben verlaufend).
Im oberen horizontalen Sektor zeichnet sich die Fortsetzung des *Colon transversum* ab, der rechts wieder senkrecht absteigt und deshalb
Colon descendens heißt (absteigender Grimmdarm).
An seinem niedrigsten Punkt angekommen, biegt er erneut nach links ab und bildet dort das
Sigma romanum oder kurz *Sigma* (unterste Krümmung des Grimmdarms) genannt.
Dieser S-förmige Teil des Darms geht außerhalb der Magen-Darm-Krause über in das
Rektum (Mastdarm), womit wir auf Höhe
des *Anus* (7.15 Uhr) ans Ende unserer Reise durch die Verdauungsorgane gekommen sind.

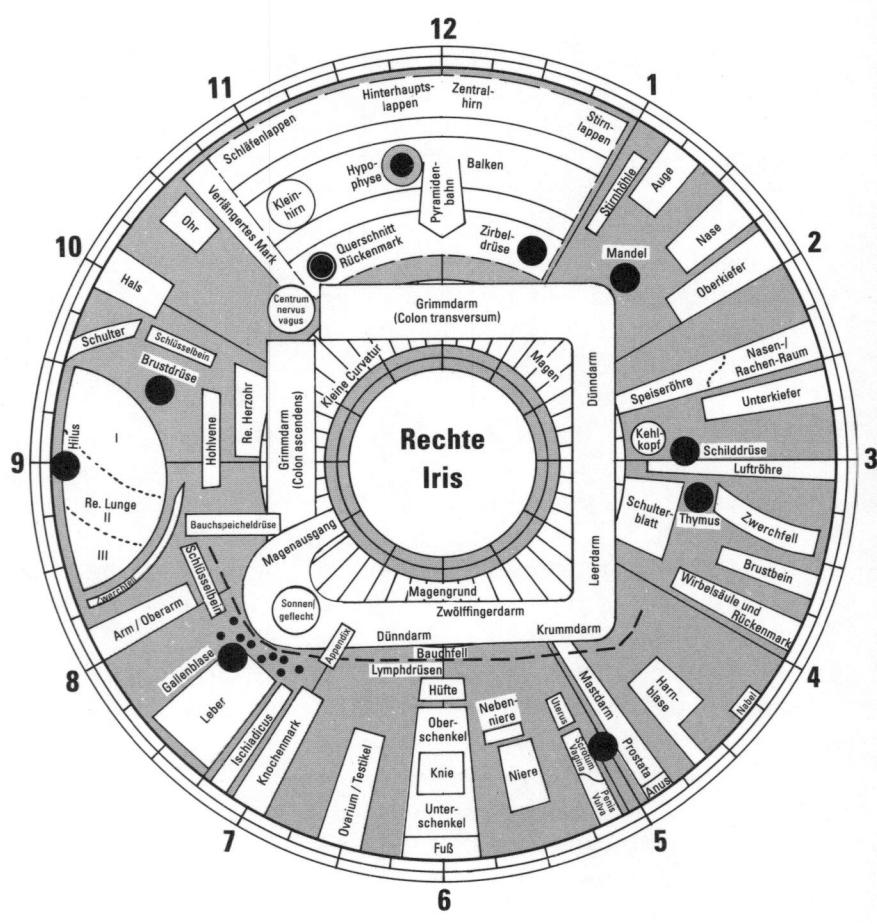

Topographie der rechten Iris

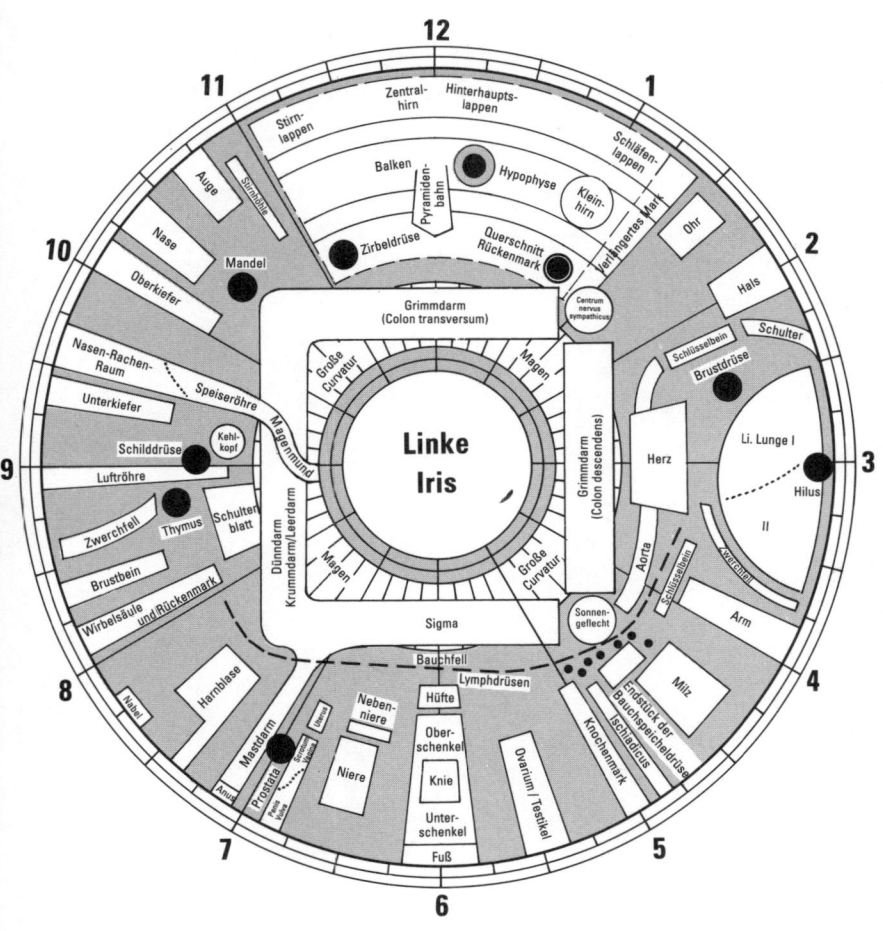

Topographie der linken Iris

71

Des weiteren finden Sie auf der Iriskarte noch ein paar schematische Angaben wie:

Bauchfell (wichtig zur Diagnose von Bauchfellentzündung!) mit dem parallel dazu verlaufenden Streifen des *Lymphdrüsen*sektors.
Und schließlich
den *Solarplexus* (Sonnengeflecht) und das Zentrum des *Nervus sympathicus* (links) und des
Nervus vagus (rechts).

Diesen letzten drei Nervenzentren könnte man sicherlich eine ganze Bibliothek widmen. Es würde jedoch den Rahmen dieses Buches sprengen, näher darauf einzugehen.

6. Der Weg der «Reize»

Bis hierher sind Sie mir, wie ich hoffen und vermuten möchte, aufmerksam gefolgt in meiner Erläuterung jener Terra incognita, die die Iridoskopie für die meisten von Ihnen bis zu diesem Zeitpunkt wahrscheinlich noch war.

Doch wird im Laufe der Darstellung bei vielen von Ihnen der Gedanke aufgetaucht sein: «Das ist ja alles gut und schön, aber wie um alles in der Welt erreicht denn der Impuls, der von einem kranken Organ ausgeht, den für ihn reservierten Irissektor, um dort seine Botschaft auszudrücken?»

Um hinter dieses Geheimnis zu kommen, wurden vor allem in Deutschland breitangelegte medizinische und klinische Untersuchungen durchgeführt. Nachdem Dr. Franz Vida und der Heilpraktiker Josef Deck in Karlsruhe die weitgehende Übereinstimmung zwischen den Resultaten der klinischen und der iridoskopischen Diagnosestellung eindeutig wissenschaftlich nachgewiesen hatten, entdeckte Dr. Walter Lang in Zusammenarbeit mit dem Anatomischen Institut der Universität Heidelberg den genauen Weg, den der «Reiz» von einem kranken Organ oder Körperteil zu dem ihm zugeordneten Irissektor zurücklegt, um dort das rote Lämpchen «Achtung, Störung!» aufleuchten zu lassen. Über die Resultate dieser Untersuchungen berichtet Dr. Lang in seinem Buch *Die anatomischen und physiologischen Grundlagen der Augendiagnostik* ausführlich. Hier sei nur das Wichtigste kurz zusammengefaßt:

Wir haben bereits festgestellt, daß die Iris «sympathisch innerviert» ist, also vom *Nervus sympathicus* beeinflußt wird. Die Aktivität des sympathischen oder vegetativen Nervensystems konzentriert sich hauptsächlich auf die Nervenzentren der sogenannten *Grenzstränge* – Nervenbahnen, die links und rechts entlang und parallel zur Wirbelsäule verlaufen und in denen jeweils in Höhe der Zwischenwirbelscheiben eine Ganglionzelle oder ein Nervenzentrum liegt, in welches die sensorischen und motorischen (Gefühls- und Bewegungs-) Nerven einmünden, die paarweise aus dem Rückenmark austreten und zwischen jeweils zwei Wirbeln nach außen verlaufen.

Das Rückenmark wiederum steht über das verlängerte Rückenmark in direkter Verbindung mit dem Kleinhirn und von dort mit dem Auge: *il n'y a qu'un pas!* Der Augennerv ist nämlich die kürzeste Nervenbahn, die eine direkte Verbindung zwischen dem Gehirn und einem Organ bildet.

Der Weg, den der Impuls der unbewußten Vorgänge in einem Organ zum Auge hin nimmt, ist damit in groben Umrissen geklärt. Doch reicht dies nicht aus, um auch die unglaubliche topographische Genauigkeit zu erklären, mit der beispielsweise die Organe der rechten Bauchhälfte sich in der Iris manifestieren und damit ihrem «Eigentümer» und dem Arzt/Irisdiagnostiker einen so wertvollen Dienst erweisen.

Dieser Körperbereich, eine wahre «*Crux medicorum*», enthält neben-, vor-, hinter-, unter- und übereinander auf kleinem Raum folgende Organe:

Magenausgang,
Zwölffingerdarm,
Dünndarm (teilweise),
Dickdarm (teilweise),
Blinddarm mit
Appendix (Wurmfortsatz),
Pancreas (Bauchspeicheldrüse),
Leber,
Gallenblase,

rechte Niere,
rechte Nebenniere,
rechte Hälfte der Harnblase,

und bei den Damen der Schöpfung außerdem noch:

rechtes Ovarium («Eierstock»),
rechten Eileiter,
rechte Hälfte des Uterus (Gebärmutter).

Ist es deshalb verwunderlich, daß der Hausarzt manchmal mit seinem Latein am Ende ist, wenn ein Patient (oder, schlimmer noch, eine Patientin!) mit mehr oder weniger vagen Klagen über Schmerzen in der rechten Bauchhälfte zu ihm kommt? Welch einen Ausweg kann in einer solchen Situation die Irisdiagnose bieten, da alle genannten Organe in der Iris ihren eigenen Platz haben, und zwar schön säuberlich nebeneinander aufgereiht!

Wie läßt sich nun erklären, daß zum Beispiel eine Appendizitis sich nicht im Lungensektor und ein Leberleiden sich nicht – irrtümlich – im Nierensektor manifestiert?
Die Antwort darauf fand Dr. Lang auch.
Im folgenden skizziere ich wieder nur kurz diesen «Weg der Reize».
Die empirisch bewiesene Tatsache, daß der «Reiz», der von einem kranken oder gestörten Organ oder Körperteil ausgeht, immer wieder auf genau den gleichen dazugehörigen Irissektor projiziert wird, wäre nicht denkbar ohne die Existenz spezieller, direkter anatomischer Verbindungsbahnen.
Hierfür könnten in Betracht kommen:

die Blutgefäße,
die Lymphgefäße,
Gehirn und Rückenmark oder
das vegetative Nervensystem.

Sehr kritisch wägt der Autor das Für und Wider der verschiedenen Möglichkeiten ab und eliminiert sorgfältig die Hypothesen, die am unhaltbarsten sind. Auf diese Weise kommt er zu einer wissenschaftlichen Bestätigung unserer bereits erwähnten These, daß die Iris «sympathisch innerviert» ist.

Die Tatsache, daß bestimmte innere physische Prozesse äußerlich wahrnehmbar auf die Iris projiziert werden, zeigt, daß die Regenbogenhaut der Endpunkt einer langen Verbindungskette sein muß, von der nun der Anfang und das Ende bekannt sind.

Über welche Wege, Zwischenstationen, Zentren oder «Transformatoren» verläuft diese «Fernleitung»?

Ich werde kurz einige markante Punkte auf diesem Weg beschreiben:

1. Das *Gesetz der Exzentrizität der langen Bahnen* besagt, daß die Nervenverbindungen zu den entferntesten Zentren im Rückenmark am periphersten liegen.
2. Das *Vorderseiten-Strangsystem* im Rückenmark, eine bestimmte Nervenbahn, leitet alle elementaren Druck-, Schmerz- und Temperaturempfindungen aus dem ganzen Körper weiter. Folglich kann es als einziges physiologisch an der Entstehung der Iriszeichen beteiligt sein. Dieses System endet im *Thalamus* (Teil des «Zwischenhirns») als höchstem Punkt. Der *Thalamus* ist also sehr wahrscheinlich die «Transformatorstation» für die zuführenden Nervenbahnen aus allen Organen, Gefäßen, Muskeln, Knochen, Sehnen und Hautzellen in ihrer natürlichen Reihenfolge.

   Dr. Lang ist es gelungen, die Richtigkeit dieser Annahme nachzuweisen, so daß wir davon ausgehen können, daß im «Zwischenhirn» ein Zentrum liegt, das eine Art «Landkarte» oder ein Kartensystem des gesamten Körpers enthält.
3. Spezifische *«iridologische» Nervenbahnen*, die einzig und allein die Aufgabe hätten, abnorme Organzustände in die Iris zu projizieren, gibt es nicht! Die Reize, die zur Entste-

hung der Iriszeichen führen, reisen auf Wegen, die auch andere, mit der Ernährung oder der Blutzirkulation in Zusammenhang stehende Impulse transportieren.

Dies wiederum bedeutet, daß das Irisstroma durch *zusätzliche* Reize physiologisch beeinflußt wird, die durch die *Vasomotorenbahn* (die den gesamten Körper versorgt), übermittelt werden.

4. Diese Übermittlung kann eigentlich nur an drei Orten stattfinden:

a) im Zwischenhirn,
b) im parasympathischen Zentrum im Mittelhirn oder
c) im sympathischen *Centrum ciliospinale*.

Bei näherer Untersuchung scheiden a und b aus, so daß nur das *Centrum ciliospinale* übrigbleibt, das das obere Ende des sympathischen Nervenstrangs bildet.

5. Die *allgemeine* Vasomotorenbahn, die den ganzen Körper von Fuß bis Kopf versorgt, gibt unter anderem Reize an die *spezielle* Vasomotorenbahn der Iris weiter.

Demnach muß eine Verbindung zwischen allen vasomotorischen Fasern und dem *Centrum ciliospinale* bestehen, womit die Erforschung des Weges der Reize abgeschlossen ist.

Fassen wir kurz zusammen:

Der Impuls, der von einem kranken Organ zur Iris geleitet wird, passiert folgende Stationen, die durch Nervenbahnen miteinander verbunden sind (siehe Tafel III):

1. Organ
2. Vorderseitenstrang
3. Thalamus
4. Hypothalamus
5. *Centrum ciliospinale*
6. *Ganglion stellare*
7. *Ganglion cervicale craniale*

77

8. *Ganglion ciliare*
9. Irisstroma

Es ist wirklich außerordentlich fesselnd, die Darstellung und Beweisführung des Obenstehenden in Dr. Langs Buch nachzulesen, was ich Ihnen deshalb wärmstens empfehlen möchte. Bei kritischer Betrachtung der Iriskarte werden wahrscheinlich einigen Lesern Gedanken gekommen sein wie:

«Seltsam, daß der Arm (auf 4.00 Uhr links und 8.00 Uhr rechts) niedriger liegt als die Lunge!»

«Müßte die Harnblase nicht logischerweise zwischen Nieren- und Beinsektor liegen?»

«Die Gallenblase liegt höher als die Leber selbst! Stimmt das denn?»

Die Lösung solcher Probleme liegt in folgender These von Dr. Lang:

«Die Iristopographie stimmt mit der anatomischen Gliederung des *Nervus sympathicus* überein.»

Die Anordnung der Organsektoren in der Iris wird demnach durch die Anordnung der Nervenzentren im sympathischen Nerv bestimmt!

Oder einfacher ausgedrückt:

Die «Grenzstränge» – zwei sympathische Hauptnervenbahnen zu beiden Seiten der Wirbelsäule – enthalten alle Nervenzentren, in welche die motorischen und sensorischen (Bewegungs- und Empfindungs-)Nerven aller Organe einmünden.

Je höher ein Zentrum im Grenzstrang liegt, um so höher (vertikal) manifestiert sich das entsprechende Organ in der Iris.

Das erklärt alle scheinbaren topographischen Unstimmigkeiten und beweist erneut den Sinn für Ordnung, Gesetzmäßigkeit und Logik, mit dem die *Entelechie* bei der Organisation alles Lebendigen vorgeht.

Tafel III

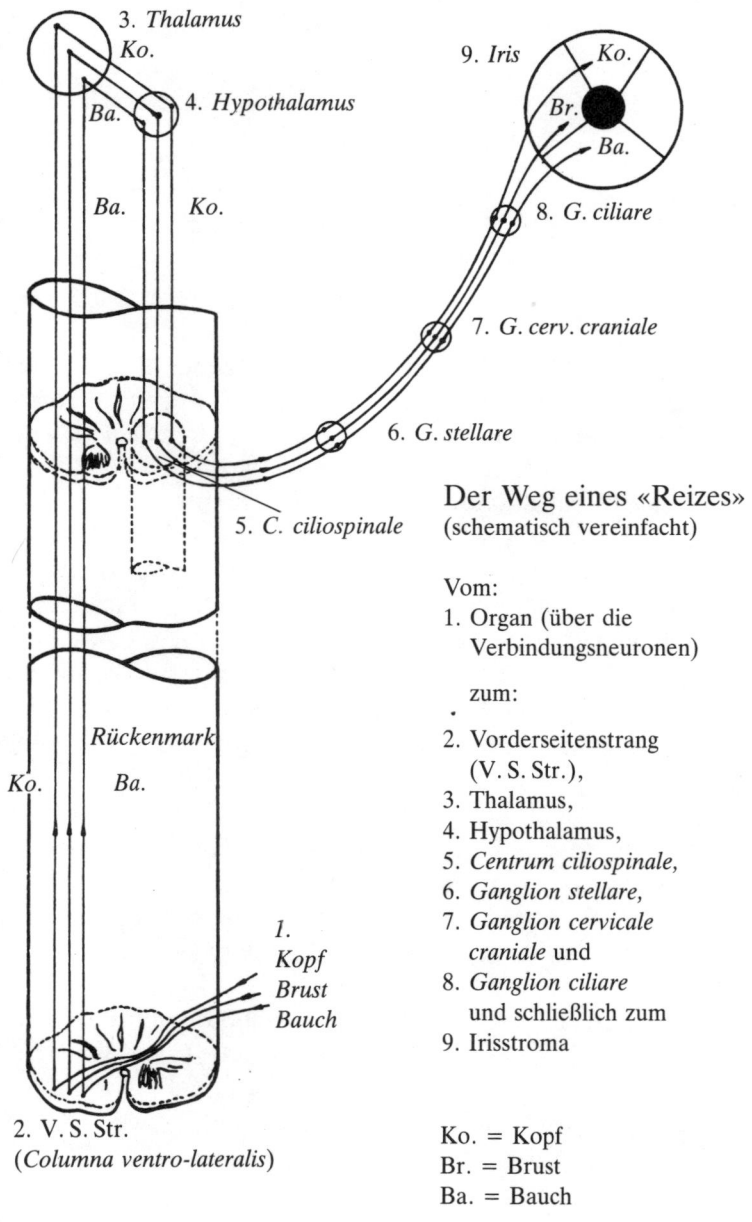

3. *Thalamus*
Ko.

Ba.

4. *Hypothalamus*

Ba.   Ko.

9. *Iris*   Ko.

Br.

Ba.

8. *G. ciliare*

7. *G. cerv. craniale*

6. *G. stellare*

5. *C. ciliospinale*

Rückenmark

Ko.   Ba.

1.
Kopf
Brust
Bauch

2. V. S. Str.
(*Columna ventro-lateralis*)

Der Weg eines «Reizes»
(schematisch vereinfacht)

Vom:
1. Organ (über die
   Verbindungsneuronen)

   zum:

2. Vorderseitenstrang
   (V. S. Str.),
3. Thalamus,
4. Hypothalamus,
5. *Centrum ciliospinale*,
6. *Ganglion stellare*,
7. *Ganglion cervicale
   craniale* und
8. *Ganglion ciliare*
   und schließlich zum
9. Irisstroma

Ko. = Kopf
Br. = Brust
Ba. = Bauch

7. Die Praxis der Irisdiagnostik

Wenn Sie sich den Inhalt der vorangegangenen Kapitel gut eingeprägt haben, verfügen Sie jetzt über genügend theoretische Kenntnisse der Irisdoskopie, um die ersten Schritte auf dem Weg der praktischen Anwendung zu tun.

Worin besteht nun die Praxis der Irisdiagnostik?

Zunächst einmal müssen Sie sich ein geeignetes Arbeitsgerät anschaffen: ein gutes Mikroskop, beispielsweise mit 6-10facher Vergrößerung und mit einer hellen, aber nichtblendenden Leuchte, die das Licht seitlich (zum Beispiel unter einem Winkel von 30 Grad) gleichmäßig auf die Iris fallen läßt. Das Licht soll nämlich nicht in die Pupille – also auf die Netzhaut – fallen, da dies für den Patienten sehr unangenehm sein kann.

Für Anfänger eignet sich die Zeiss-Lupe mit Handleuchte, ein Handgerät mit aplanatischer Aufsatzlupe und 6facher Vergrößerung (bei jedem Optiker erhältlich).

Später können Sie gegebenenfalls Ihre Ausrüstung um teurere Geräte erweitern, die stärker vergrößern (10fach, 30fach oder 60fach).

Ich persönlich halte den Leitz-Irisfotoapparat mit Elektronenblitz und Hornhautmikroskop für die ideale Lösung. Ich arbeite nun schon seit dreißig Jahren mit diesem Gerät und habe die besten Erfahrungen damit gemacht. Mit ihm habe ich auch die in diesem Buch wiedergegebenen Farbdias angefertigt.

Sie sind nun also auf den Einstieg in die Irisdiagnose vorbereitet. Bevor wir mit den praktischen Übungen beginnen, möchte ich allerdings noch einen guten Rat aussprechen: Machen Sie es sich zur Gewohnheit, Ihre Patienten niemals zu fragen, warum sie kommen oder welche Beschwerden sie haben. Um eine möglichst objektive Beurteilung zu gewährleisten, ist es besser, *nichts* im voraus über den Patienten zu wissen, als zum Beispiel von ihm zu hören, daß er ein Magengeschwür hat. Dies würden Sie dann höchstwahrscheinlich schnell diagnostizieren, dabei jedoch womöglich andere Symptome übersehen.

Schauen Sie sich nun in aller Ruhe mit Ihrem Handapparat das rechte Auge des Patienten an, wobei Sie ihn darum bitten, beide Augen auf einen festen Punkt (beispielsweise auf einen erhobenen Finger) zu richten. Das normale Augenzwinkern stört nicht.

Sie bestimmen zunächst, zu welchem *Konstitutionstyp* der Patient gehört. Erst danach betrachten Sie, beginnend bei 12.00 Uhr, die gesamte Augen-Weltkarte, bis Sie über 3.00, 6.00 und 9.00 Uhr wieder am Ausgangspunkt angekommen sind. Alle Besonderheiten, die Sie währenddessen entdecken, notieren Sie sorgfältig, um sie später zusammen mit allen anderen (auch den durch die Anamnese erhaltenen) Daten auf der Karteikarte mit Namen, Adresse und Geburtsdatum des Patienten zu vermerken. Daß Sie eine Kartei anlegen, halte ich für eine Selbstverständlichkeit. Anschließend sehen Sie sich das linke Auge auf die gleiche Weise an und notieren die dort gemachten Beobachtungen ebenfalls.

(Wollen Sie lieber zuerst das linke Auge und dann das rechte Auge unter die Lupe nehmen? Auch gut. Legen Sie sich aber unbedingt auf eine bestimmte Vorgehensweise fest. Systematische Arbeit ist immer und überall die Grundlage korrekter Ergebnisse!)

Nach dieser Untersuchung, die natürlich intensivste Konzentration von Ihnen erfordert, nehmen Sie sich – immer noch mit der gleichen Ruhe – die Zeit, das Festgestellte mit dem Patienten zu besprechen und es mit der *Anamnese* (der

Vorgeschichte) zu vergleichen. Fallen Sie also *nicht* mit einer abgeschlossenen Diagnose über den Patienten her, wie «Ich sehe bei Ihnen ein Magengeschwür, zwei Nierensteine und eine Narbe in der Lunge!» oder «Das Ganze macht einen ziemlich hämatogenen Eindruck; es steht nicht besonders gut um Sie», sondern sagen Sie besser: «Haben Sie schon sehr lange Magenschmerzen? Ihre Nieren könnten etwas besser funktionieren! Haben Sie als Kind einmal eine Lungenentzündung gehabt?» Damit befinden Sie sich schon mitten in der Anamnese, und während Sie das Gesamtbild der Persönlichkeit des Patienten in sich aufzunehmen versuchen, kommen Sie allmählich zu einer genauen Diagnose (aber dann auch zu einer echten), die nun einmal am Anfang einer jeden erfolgreichen Behandlung stehen muß! Es erwartet wirklich niemand von Ihnen, daß Sie, nachdem Sie einem Kranken zwei Minuten lang in die Augen geschaut haben, *auf der Stelle* alles über seinen Zustand wissen!

Sie haben jedenfalls den großen Vorteil auf Ihrer Seite, daß Sie nach diesen wenigen Minuten in vielen Fällen schon *mehr* über die allgemeine Verfassung des Patienten wissen, als ein Arzt, der eine klinische Untersuchung durchführt, nach ein paar Wochen weiß. Die Voraussetzung hierfür ist jedoch, daß Sie ein scharfer Beobachter sind, und zum gegenwärtigen Zeitpunkt haben Sie den «Führerschein für Iridoskopie» wahrscheinlich noch nicht erworben!

Selbstverständlich ist noch viel Übung erforderlich, bevor Sie das Examen *cum laude* bestehen können! Deshalb wenden wir uns jetzt mit dem Diagnostizieren der Praxis zu – wobei Sie genauso vorgehen sollten, wie wir bis jetzt besprochen haben.

Sie sollen nun das Diagnostizieren anhand von Farbdias üben, die ich speziell für diesen Zweck ausgewählt habe und die progressiv, also entsprechend ihrem immer größeren Schwierigkeitsgrad, geordnet sind. Die zu den Dias passenden Diagnosen sind weiter hinten im Buch abgedruckt. Ich hoffe, daß Sie die Phase, in der man zuerst nachschaut, «wie das Ganze ausgeht», bereits überwunden haben.

Untersuchen Sie nun in der beschriebenen Weise gewissenhaft das Auge, und notieren Sie alle Besonderheiten, die Ihnen auffallen:

linkes oder rechtes Auge,
Konstitution,
Organzeichen,
Beizeichen,
eventuelle Besonderheiten,
vorläufige Diagnose und

Prognose, das heißt, die Aussichten für den Patienten, zum Beispiel:

vital, nicht so schwerwiegend, oder
schwach, totale Stärkung notwendig oder
präkanzerös, doppelte Vorsicht ist geboten, oder
sehr ernste Sklerose, also nicht mehr viel zu erreichen usw.

Anschließend vergleichen Sie die auf diese Weise erhaltenen Ergebnisse mit der von mir erstellten Diagnose, wobei Sie sicherlich einige Überraschungen erleben werden!

Unterlaufen Ihnen am Anfang viele Fehler? Gut so, denn aus denen lernen wir häufig am meisten, wenn wir sie nur zugeben können!

Wenn Sie wirklich etwas Wertvolles erreichen wollen, müssen Sie hartnäckig weitermachen, viel üben und vor allem:

Seien Sie nie mit sich selbst zufrieden!

8. Ist die Iridoskopie eine «alternative» Diagnosemethode?

Wie ich zu meiner Freude gehört habe, ist man in einigen Abteilungen eines bekannten schulmedizinisch orientierten Krankenhauses in den Niederlanden dabei, Irisdias von ungefähr 150 Patienten mit mehr oder weniger ernsten, klinisch manifesten Erkrankungen zu machen. Diese Fotos werden numeriert, um anschließend nach dem sogenannten «Doppelblind»-Verfahren beurteilt zu werden, wobei man nach Möglichkeit einen erfahrenen Irisdiagnostiker zu Rate ziehen will. Auf diese Weise hofft man herauszufinden, ob die Irisdiagnostik tatsächlich eine wissenschaftliche Grundlage besitzt.

Bei aller Achtung vor dem immer stärker werdenden Interesse für die Iridoskopie, vor allem auch in schulmedizinischen und akademischen Kreisen, muß ich doch die Voraussage machen, daß eine solche Untersuchung mit großer Wahrscheinlichkeit völlig fehlschlagen wird.

Um das zu erklären, möchte ich nun ein paar praktische Bemerkungen bezüglich der Iridoskopie an sich folgen lassen.

1. Die Augendiagnostik, auch Irisdiagnostik, Iridoskopie, Iridologie und ophtalmotrope Phänomenologie genannt, ist keine «alternative» Diagnosemethode, also *keine* Möglichkeit, auf leichtere und angenehmere Weise das festzustellen, was man auch mittels einer klinischen Diagnose herausfinden könnte. Es handelt sich dabei vielmehr um ein völlig eigenständiges Beobachtungssystem, mit dessen Hilfe man den

Ursachenkomplex ausmachen kann, der einem Krankheitszustand zugrunde liegt. Die so erhaltene Diagnose gibt zwangsläufig Hinweise für eine anschließende sinnvolle Therapie, wobei die Bestimmung des sogenannten *Konstitutionstyps* (siehe Punkt 5) im Zentrum steht.

2. Der wichtigste Bestandteil der Augendiagnostik ist die Iridoskopie, da gerade die Iris den vollständigsten Überblick über die Störungen des menschlichen Organismus gibt, oft sogar schon, bevor diese sich klinisch oder symptomatisch manifestieren!

Die Iridoskopie ermöglicht es uns, die angeborene oder erworbene Anlage für bestimmte chronische Leiden bereits frühzeitig zu erkennen, was sehr wichtig für eine präventive Behandlung ist, da eine Therapie zu einem so frühen Zeitpunkt meist besonders viel Aussicht auf Erfolg hat. Man versucht, einen möglichst optimalen Gesundheitszustand herzustellen (beispielsweise durch eine «natürliche» Lebensweise, Diät usw.). Dadurch wird die *Vis medicatrix naturae*, die natürliche Heilkraft des Körpers (die Abwehr) so weit gestärkt, daß die sich ankündigende Krankheit gar nicht erst zum Ausbruch kommt.

Das ist wohl das Hauptanliegen der Präventivheilkunde.

Wenn beispielsweise Krebs schon klinisch manifest geworden ist, kann es oft zu spät sein für eine völlige Heilung. Wenn iridoskopisch die Diagnose «Präkanzerose» gestellt wird, ist meist noch genügend Zeit für ein sinnvolles Eingreifen, und man kann den Ausbruch der gefürchteten Krankheit durch gezielte Maßnahmen möglicherweise verhindern. Auch hier gilt: Vorbeugen ist besser (und leichter) als heilen!

3. Die frühzeitige Ermittlung eines präkanzerösen Zustands – die meiner Überzeugung nach mit Hilfe der Iridoskopie durch Bestimmen des *Konstitutionstyps* des Patienten möglich ist sowie auch durch den «Guthschmidt-Test» (Urinuntersuchung), den «Kaelin-Test (kapillar-dynamische Blutuntersuchung) und die «Kristallisationsproben» (die beiden letzteren

sind anthroposophische Methoden) – ist natürlich auch das Ziel der Schulmedizin.

Tragisch ist, daß die einfache Methode, mittels des sogenannten «Abstrichs» (eine glänzende Idee von Professor Dr. Wielenga) frühzeitig Gebärmutterkrebs (Cervixkarzinom) festzustellen, als hinfällig betrachtet werden muß, da sich durch postoperative histologische Untersuchungen gezeigt hat, daß bei 840 von 1000 Frauen, denen aufgrund eines Abstrichs der Uterus entfernt worden war, *gar kein Karzinom vorlag*!

Wir befinden uns hier in dem großen Dilemma, daß wir beim Vergleichen der Resultate klinischer und iridoskopischer Untersuchungen oft vor der Frage stehen: «Wer hat nun eigentlich recht?»

Wenn ein Verfechter einer in der Schulmedizin gebräuchlichen Methode die Ergebnisse eines neuen, ihm unbekannten Diagnosesystems mit seinem eigenen Maßstab mißt, muß es unvermeidlich zu großen Meinungsverschiedenheiten kommen.

Beispiele:

a) Der «Abstrich» weist auf Krebs oder eine Anlage dazu hin; die Gewebeuntersuchung zeigt: Davon kann keine Rede sein!

b) Bei histologischer Untersuchung eines verdächtigen Gewebepräparats gibt es häufig Grenzfälle: Der eine Pathologe, von Natur aus Optimist, zieht eine andere Schlußfolgerung als sein Kollege, der generell etwas pessimistischer eingestellt ist.

c) Der Irisdiagnostiker stellt die Diagnose präkanzerös; die klinische Untersuchung sieht keinerlei Hinweise auf diese Diagnose.

d) Der Irisdiagnostiker (Ir.) stellt fest: lymphatische Konstitution, gestörtes Lymphdrüsensystem.
Der Hausarzt (H.) sieht: Furunkel.

e) Ir.: Leberdysfunktion; nervöse Spasmen.

H: Migräne.
f) Ir.: *Kolon-Dysbakterie* (Fehlbesiedelung des Dickdarms).
   H.: Verstopfung.
g) Ir.: Harnsäure-Diathese.
   H.: Nierensteine, Gicht oder Rheuma.

4. Aus Obenstehendem geht bereits ein prinzipieller Unterschied hervor: Der Hausarzt (der Vertreter der Schulmedizin), der größtenteils auf das angewiesen ist, was der Patient als seine Beschwerden bezeichnet, muß versuchen, aus diesem Komplex der Beschwerden und Symptome die eigentlichen Ursachen herauszufiltern, während der Iridologe unabhängig von der Beurteilung der Symptome unmittelbaren Einblick in die Ursachen der Krankheit erhält, wobei seine Diagnose der Symptome allerdings möglicherweise viel weniger genau ist als die des Klinikers. Das muß für den Patienten jedoch kein Nachteil sein, da umgehend mit einer kausalen Therapie begonnen werden kann, wodurch viel Zeit gewonnen wird. Werden hingegen nur die Symptome behandelt, so bleibt die Ursache weiterhin bestehen, und eine eventuelle Besserung ist wahrscheinlich nur vorübergehender Natur. Wird hingegen die Ursache beseitigt, so verschwinden die Symptome damit ebenfalls, und zwar endgültig. Der Unterschied zwischen der klinischen Diagnostik und der Irisdiagnostik ist also kurz gesagt:

a) Der Kliniker registriert so genau wie möglich alle Symptome des Krankheitsbildes, insoweit diese meßbar und wahrnehmbar sind, um daraus die zugrundeliegende Ursache abzuleiten, und
b) der Iridologe stellt so gut wie möglich die primäre Ursache (oder die Ursachen) bestehender und/oder sich anbahnender Erkrankungen fest und erklärt aufgrund dessen – falls nötig – die Symptome.

Der Kliniker stellt also fest, was *ist*; der Iridologe hingegen stellt fest, was dem, was ist, vorangegangen ist. In akuten Fällen ist ersteres am wichtigsten, bei chronischen Erkrankungen hingegen letzteres. Eine Kombination beider Systeme wäre natürlich die ideale Lösung. *Beide* Methoden können in ihrem Bereich *gleichzeitig* recht haben, trotz scheinbarer Widersprüche!

Zukunftstraum: Für jede Klinik einen eigenen Iridologen!

5. Wie ich bereits sagte, besteht einer der größten Vorteile der Iridoskopie in der Bestimmung des *Konstitutionstyps*. Was heißt das?

So wie der Homöopath bei der Behandlung seiner Patienten von deren «Konstitution» ausgeht (siehe beispielsweise Hellmuth Beuchelt, *Homöopathische Konstitutionstypen*), teilt der Iridologe seine Patienten in verschiedene Gruppen ein, die er aufgrund der Irisstruktur bezeichnet als:

    I. Lymphatische Konstitution
   II. Neurogene Konstitution
  III. Hydrogene Konstitution
  IV. Hämatogene Konstitution
   V. Mischkonstitution

I. Lymphatische Konstitution.
Iris: Lockere, blaugraue Struktur mit ziemlich dicken Radiärenbündeln (kollagenen Stromafasern).

Patienten mit schwachem Bindegewebe, beispielsweise mit einer Anlage für Tuberkulose, Lymphdrüsenstörungen, skrofulöse Ekzeme, Entzündungen usw.

II. Neurogene Konstitution.
Iris: blaugrau, oft mit stahlblauem Untergrund und sehr feinen Radiären.

Anlage für Störungen des vegetativen und/oder des zentralen Nervensystems, zum Beispiel Allergien, Asthma, Multiple Sklerose.

88

III. Hydrogene Konstitution.

Iris: klar wasserblau, mit einer kreisförmigen Streuung von kleinen weißen Fleckchen (wie Schneeflöckchen) innerhalb des Ziliarrandes.

Anlage für Rheuma, Gicht, Nieren- und Blasenerkrankungen, Störungen des Flüssigkeitshaushalts.

IV. Hämatogene Konstitution.

Iris: verschleierte, mit einer dünnen Pigmentschicht überdeckte Grundstruktur, so daß die Radiären nicht oder nur schlecht zu sehen sind. Die Farbe kann bei diesem Typus auch Graugrün oder Graubraun sein, doch die Hauptsache bleibt die «Überschmierung».

Anlage für Blut- und Stoffwechselkrankheiten, Degenerationskrankheiten und Sklerose.

V. Mischkonstitution.

Dies ist eine Mischung der obengenannten Konstitutionstypen, wobei keine speziellen Kennzeichen vorherrschen.

Ist dabei eine starke «Überschmierung» vorhanden, dann droht eine Verlagerung zur hämatogenen Konstitution hin. Diese Patienten müssen also bei jeder Behandlung primär als präkanzerös betrachtet werden!

Aus dieser Zusammenfassung geht deutlich hervor, daß bereits das Ermitteln des Konstitutionstyps richtungweisend für die Therapie ist.

Der große Vorteil dieser Methode liegt darin, daß man nicht immer eine komplizierte Diagnose in allen Einzelheiten auszuarbeiten braucht, bevor man zur Therapie übergehen kann. Eine solche Zeitersparnis kann lebensrettend sein! Ohne wochenlange mühsame Untersuchungen kann das Problem direkt und von einer breiten Basis aus angegangen werden, insbesondere was die Behandlungsmethoden der Homöopathie und der Naturheilkunde betrifft.

Anschließend kann, falls erforderlich, in aller Ruhe eine detaillierte klinische Untersuchung folgen.

6. So wie der Iridologe Erkrankungen oder Störungen feststellen kann, die für den Kliniker (noch) nicht greifbar sind,
kann auch die klinische Diagnose Dinge ans Licht bringen,
die für den Irisdiagnostiker nicht oder nur schwer wahrnehmbar sind.

Beispiele:

Wenn das Ergebnis der schulmedizinischen Untersuchung
lautet:
Rückgratverkrümmung (Kyphose, Lordose, Skoliose),
kleines Myon oder kleiner Polyp (gutartig),
Albuminurie (Ausscheidung von Eiweiß im Harn),
Herzrhythmusstörungen,
labiler Blutdruck,
gut eingekapselter Nieren- oder Gallenstein,
Beinbruch oder – last but not least –
Schwangerschaft,
so sind diese Fakten nicht unmittelbar an einem bestimm-
ten Iriszeichen zu erkennen.
Das ist so, weil sie dem Bereich der Folgen, nicht dem der
Ursachen angehören.

Umgekehrt:

Wenn der Iridologe feststellt:
Präkanzerös,
Kolon-Dysbakterie,
Harnsäure-Diathese,
Epi- oder Hypophysen-Störung,
Knochenmarkserkrankung,
hereditär verminderte Abwehr bestimmter Organe,
dann können diese Symptome manchmal überhaupt nicht
und manchmal erst nach umfassender Untersuchung durch
Spezialisten klinisch bestätigt werden.

Außerdem gibt es bei *beiden* Systemen natürlich die unvermeidlichen *Grenzfälle*:

Bronchiektasie – Emphysem,
Kolitis – Divertikulitis – *Colitis ulcerosa I*,
Diabetes mellitus,
Mamma-Tumor und Uterus-Myom (gut- oder bösartig),
Herzinfarkt – Koronarspasmen – Angina pectoris.

Besonders schwer tun sich Kliniker mit iridoskopisch klaren «symbolischen» Begriffen wie präkanzerös, Zentrum des *Nervus vagus* oder *Nervus sympathicus, Plexus solaris*, Knochenmarksektor usw. Zur Überwindung solcher Schwierigkeiten ist viel Verständnis von beiden Seiten notwendig.

7. Ein bekannter Internist und Dozent an einer holländischen Universität sagte mir einmal, daß seiner Meinung nach letztlich nur 35 bis 40 Prozent aller klinischen Diagnosen sich als richtig erweisen würden. Meines Erachtens liegt diese Prozentzahl bei der Iridoskopie höher, *nicht*, weil das System als solches besser oder genauer ist, sondern weil es von einer völlig anderen Voraussetzung ausgeht. Das Ziel der Irisdiagnose ist nämlich nicht in erster Linie, so genau wie möglich alle Symptome zu messen, zu wiegen und in Ziffern oder Formeln auszudrücken, sondern die Grundlage für eine möglichst wirksame Behandlung zu schaffen. Was ist also für den Patienten das Beste?

«Wer heilt, hat recht.» Wer die Heilung in die Wege zu leiten versteht, hat das Recht auf seiner Seite, selbst wenn markante Unterschiede zwischen *seiner* Diagnose und der der Gegenpartei bestehen.

Das unübertroffen perfektionierte Ergebnis der klinischen Untersuchung – deren Gipfel die Computerdiagnostik ist – kann unter Umständen für Gesundheit und Leben des Patienten weniger relevant sein als der iriskopische Einblick in die ererbten oder andersgearteten Hintergründe seiner Krankheit.

8. Dem Vorangegangenen läßt sich entnehmen, daß wir es mit zwei gleichwertigen, wenn auch völlig verschiedenartigen Diagnosesystemen zu tun haben, weshalb es nicht möglich ist, das eine nach den Maßstäben des anderen zu beurteilen.

Konkret bedeutet dies: Es ist unsinnig, die Iridoskopie auf ihre Wissenschaftlichkeit hin testen zu wollen, indem die Resultate der Auswertung von Irisfotos mit bereits bekannten klinischen Daten statistisch verglichen werden. Ebenso unsinnig wäre der umgekehrte Versuch, da beide Systeme einseitig sind und völlig verschiedene Ausgangspunkte haben.

Übrigens ist es auch praktisch unmöglich, eine vollständige Diagnose nur anhand eines Irisfotos zu erstellen, das heißt anhand einer zweidimensionalen Projektion eines Halbkugelausschnitts ohne perspektivische oder stereoskopische Tiefe. Aus diesem Grund dürfte das zu Anfang dieses Kapitels beschriebene Vorhaben meiner Meinung nach kaum zu dem von beiden Seiten so sehr gewünschten Ergebnis führen.

Für sinnvoll und wertvoll halte ich eine wissenschaftliche, vorurteilslose Untersuchung in der Art, wie sie in den fünfziger Jahren in Karlsruhe durchgeführt wurde. Wie bereits weiter oben erwähnt, wurden dort einige tausend Patienten klinisch *und* iridoskopisch untersucht. Diese Zusammenarbeit fand unter großem gegenseitigem Verständnis statt, und die Vertreter beider Methoden betrachteten sich als völlig gleichberechtigt – ein Beweis dafür, daß zwei verschiedenartige Systeme mit letztlich ähnlichen Zielsetzungen durchaus zu einer fruchtbaren Zusammenarbeit kommen können. (Genaueres über die Resultate siehe: Vida/Deck, *Klinische Prüfung der Organ- und Krankheitszeichen in der Iris).*

Inzwischen hat die Iridoskopie bereits seit langem international – vor allem in Deutschland – ihren wissenschaftlichen Wert bewiesen. Mittlerweile gibt es sogar in den Niederlanden Ärzte, die die Irisdiagnostik ständig mit Erfolg anwenden. Die meisten von ihnen haben an meinem dreijährigen Kurs teilgenommen, der 1978 mit einem Examen abgeschlossen wurde. An diesem Kurs nahmen ungefähr 30 Interessierte mit guten Ergebnissen teil. Kurse in Irisdiagnostik werden seither von der «Akademie für Naturheilkunde» in Amsterdam regelmäßig durchgeführt. So werden wohl auch die Niederlande den großen Rückstand, den sie auf diesem Gebiet – verglichen mit Deutschland, Österreich, der Schweiz, England, USA und Australien – immer noch haben, allmählich aufholen, was gesamtgesellschaftlich gesehen große physische, psychische, ethische und sogar wirtschaftliche Vorteile bringen kann!

9. Die Farbe des Auges

Das erste, was bei der Betrachtung des Auges auffällt, ist zweifellos seine *Farbe*. Diese wird größtenteils durch das *Pigment* bestimmt, einen dunkelbraunen, körnigen Farbstoff, *Melanin* genannt, der aus dem Eiweiß der Zellen stammt und vor allem in der Haut, im Haar und in den Augen vorkommt.

Bei näherer Betrachtung jedoch zeigt sich, daß wir eigentlich nicht von der *Farbe* des Auges sprechen können, da es sich tatsächlich um zahllose Farbvariationen und -kombinationen handelt, die sich in zwei Hauptgruppen einteilen lassen: *Blau* und *Braun*, wobei wir jedoch Blau nicht als eine Iris*farbe* sehen dürfen; vielmehr handelt es sich um eine Interferenzerscheinung des Lichts, das durch eine farblose Linse fällt, die einen dunklen Raum abdeckt und dann den Eindruck *blau* erweckt, ebenso wie das Licht, das in der Erdatmosphäre reflektiert wird, den Eindruck erweckt, daß der *Himmel* – das vollkommen dunkle All – *himmelblau* ist.

Wahrscheinlich ist die blaue Augenfarbe die *primär-natürliche*. Die Völker, die näher am Äquator angesiedelt sind und sich seit Generationen wesentlich stärkerem Sonnenlicht anpassen mußten, benötigen als Schutz dringend das Pigment, jenen schützenden Farbstoff, der sich im Zusammenwirken mit dem Licht nicht nur in der Haut, sondern vor allem in der Iris absetzt. Im Laufe der Evolution ist dies zu einem Merkmal geworden, das vererbt wird und das sich in der Anlage bei

Menschen mit dunkler Hautfarbe viel stärker manifestiert hat als bei Hellhäutigen.

Merkwürdig, daß alle Menschenkinder mit blauer Iris geboren werden. Ihre Augen haben *das Licht* noch nicht geschaut! Erst nach einigen Wochen zeigen sich die ersten Symptome der Pigmentablagerung: bei den hellhäutigen Babys schwache und langsam, bei den dunkelhäutigen stark und schnell.

Bis zu diesem Punkt handelt es sich also um einen ganz natürlichen Prozeß, der nichts mit Krankheit zu tun hat, es sei denn – was immer möglich sein kann –, daß pränatale Störungen oder Schäden, ererbte Eigenschaften oder degenerative Abweichungen vorliegen, die bei den *Kultur*völkern öfter auftreten als bei den *Natur*völkern. (Es handelt sich um die Folgen falscher Lebens- und Ernährungsweise, des Alkohol- und Tabakmißbrauchs, chemischer Medikamente usw. Heute kommen noch die Folgen von Drogenkonsum und Radioaktivität hinzu!) Abweichungen in Form und Struktur des Irispigments können daher bereits bei einem Baby oder Kleinkind wertvolle Hinweise geben auf angeborene Organschwäche, ererbte Anlagen für bestimmte Krankheiten, Mangel an allgemeiner Vitalität und dergleichen Warnsignale.

Im Prinzip ist nur das Pigment der *Radiären* normal; alle andern, später auftretenden Schleier, Flecken, Bewölkungen, Verfärbungen, Ablagerungen usw. sind *pathologischer* Natur.

Moderne Untersuchungen haben gezeigt, daß die Iris mit allen Zentren des zentralen Nervensystems in *direkter* Verbindung steht (siehe Kapitel 6).

Alle Organe und gleichzeitig auch alle Organfelder der Iris können durch physische und/oder psychische Reflexe beeinflußt werden, wodurch zum Beispiel die Pigmentablagerung in der Iris lokal verstärkt, vermindert oder verlangsamt werden kann. Dabei spielen die *Aderhaut*, die *Pigmentschicht* und das *Kammerwasser* (Augenflüssigkeit) eindeutig eine Rolle. Wir müssen uns klarmachen, daß das Kammerwasser, das von der Gehirn- und Rückenmarksflüssigkeit (*Liquor cerebrospinalis*) abgeleitet ist, das gleiche Reaktionsvermögen besitzt wie letzteres. Bei schweren Fällen von *Diabetes mellitus* finden wir zum Beispiel die gleiche Zuckerkonzentration im Blut, im Augenkammerwasser und in der Gehirn- und Rückenmarksflüssigkeit, so daß eindeutig feststellbare Farbveränderungen in der Iris bei schweren Stoffwechselstörungen sowie auch bei Diabetes, Rheuma und Krebs ebenfalls sehr gut vorstellbar und sicher nicht unlogisch sind.

Die Hypothese, daß die Farbveränderungen im Auge mit der Zusammensetzung des Blutes und vor allem auch mit derjenigen der Lymphflüssigkeit in Zusammenhang stehen, hat sich schon vor längerer Zeit als richtig erwiesen (siehe dazu: Rudolf Schnabel, *Iridoskopie*). Hieraus läßt sich ableiten, daß die Entstehung von Verfärbungen, Pigmentflecken und ähnlichem in der Iris ganz oder teilweise dadurch erklärt werden könnte, daß ein bestimmter Krankheitsprozeß eventuell chemische Veränderungen des Kammerwassers hervorruft und die Pigmentverfärbungen an *den* Stellen in der Iris verursachen könnte, die dafür aufgrund ihrer «Kopplung» an das kranke Organ besonders empfindlich sind.

Bis jetzt haben wir uns mit blauen und braunen Augen beschäftigt, als ob es nur diese beiden Augenfarben gäbe. In der Praxis gibt es jedoch oft interessante Grenzfälle: Außer den klaren blauen und ausgesprochen braunen gibt es wahrscheinlich ebenso häufig grüne oder grünliche Iriden.

Dieses Phänomen entsteht, wenn die ursprünglich blaue Iris allmählich von einer hauchdünnen Pigmentschicht überzogen wird. Blau + Braun = Grün! Im allgemeinen weist eine grünliche Färbung der Iris auf eine weniger vitale Konstitution hin, mit einer Anlage für Verdauungs- und Stoffwechselstörungen. Dadurch nimmt langfristig die Lebenskraft im allgemeinen ab, insbesondere jedoch auch die natürliche Abwehr gegen Infektionen und degenerative Einflüsse, unter anderem und vor allem deshalb, weil das Blut nicht vital genug ist.

Wenn so die *Vis medicatrix naturae* – die natürliche Heilkraft des Menschen – zu schwach wird, wird der Betroffene vor allem für Virusinfektionen anfällig.

Die soeben beschriebene *grüne* Färbung der Iris, die wir als Mischkonstitution bezeichnen, verdient unsere besondere Aufmerksamkeit, weil diese Konstitution als Hinweis auf chronische Erkrankungen anzusehen ist.

Es ist oft schwierig, Menschen, die dem Mischtyp angehören, zu behandeln, weil sich viele Patienten, die sich in diesem Stadium befinden, gar nicht sonderlich krank fühlen und die Notwendigkeit einer Therapie (z. B. verbunden mit einer ziemlich strengen Diät sowie Alkohol- und Rauchverbot usw.) oft nicht erkennen. Wirklich ernstlich erkrankte Patienten sind da meist wesentlich einsichtiger, was zur Folge hat, daß gerade bei ihnen oft wahre Wunderheilungen vollbracht werden können, weil sie für «ihre Sache» kämpfen. Im Gegensatz dazu tritt bei leichter erkrankten Patienten oft kaum eine oder gar keine Besserung ein, weil die Betroffenen die therapeutischen Maßnahmen nicht ernst nehmen.

Eine wirksame Behandlung muß stets mit einer Verbesserung des allgemeinen Gesundheitszustandes einhergehen. Wird konsequent an dieser Verbesserung gearbeitet, so wechselt die grüne Färbung der Iris allmählich wieder (mehr oder weniger) zum *ursprünglichen Blau* über.

Im Sinne der Konstitutionstypen ausgedrückt, bedeutet dies, daß ein Wandel *vom Mischtyp zum Lymphatiker* erfolgt.

Gelingt es hingegen nicht, den Verfallsprozeß zum Stillstand zu bringen, so geschieht genau das Entgegengesetzte: Die Färbung der Iris wechselt von Grün nach Stumpfbraun, eine Farbe wie die von totem Holz. *Der Mischtyp hat sich zum hämatogenen Typ hin entwickelt*, was eine erhebliche Verschlechterung des Gesundheitszustands bedeutet.

Das fotografische Gedächtnis, über das eigentlich jeder Irisdiagnostiker verfügen müßte, ermöglicht es, anhand dieser Farbveränderung auf einfache Weise festzustellen, ob sich der Zustand des Patienten bessert oder verschlechtert. Mit farbigen Kontrollfotos ist das natürlich besonders gut sichtbar zu machen, allerdings ist dies relativ kostspielig und außerdem zeitaufwendig.

Wir betreten hiermit das Gebiet der *Pathologie*, denn:

Prinzip I

Jede ernstere organische oder konstitutionelle Störung im Körper manifestiert sich in der Iris mittels der Iriszeichen, und zwar in dem *zum betreffenden Körperbereich gehörenden Sektor* (siehe Kapitel 3 und 4). Am deutlichsten ist das in den Organfeldern zu beobachten, die mit der Verdauung, dem Stoffwechsel, der Blutzusammensetzung, der Atmung, der Hormonproduktion und dem Wasserhaushalt in Verbindung stehen. Einige namhafte Iridologen sind jedoch der Meinung, die Art, in der das Irispigment auf endo- oder exogene Irritationen reagiert, sei noch wichtiger als die Topographie selbst, da letzterer viel weniger tiefgreifende Prozesse zugrunde lägen. Meiner Erfahrung nach ist die *beste* Beurteilungsmethode:

Prinzip II

Von der Organpathologie – über die Konstitutions-Systempathologie und die Irisdiagnose – zur Therapie, um die es ja letztlich geht. Als erwiesen kann in jedem Fall gelten, daß die Iris in der Lage ist, *direkt* auf akute und chronische Reize, die durch organische Störungen verursacht werden, zu reagieren. Dies kann auf verschiedene Arten geschehen, wobei das Wie hauptsächlich von den Ursachen abhängig ist, die akuter, chronischer, ererbter, pränataler oder degenerativer Natur sein können. Die Signale, derer die Iris sich bedient, um die Aufmerksamkeit auf ernste Störungen im menschlichen Körpers zu lenken, haben Sie bereits kennengelernt oder, wie ich hoffe, sogar bereits gründlich studiert (Kapitel 3 und 4).

10. Form und Struktur des Pigments

Wir haben die Entstehung und Bildung der Pigmentablagerungen in der Iris in groben Umrissen besprochen.

A. Pigmentflecken

Dr. Rudolf Schnabel hat mehr als 80 verschiedenen Arten von Pigmentanhäufungen einen Namen gegeben, wobei dieser meist auf der jeweiligen Erscheinungsform basiert, beispielsweise Blumenkohl-, Beerenstrauch-, Blumenkranz-, Marmor-, Scheiterhaufen-, Igel-, Lachs-, Zahnrad-, Schnupftabak-Pigment (von letzterem gibt es sage und schreibe zwölf Varianten!). Leider ist es mir nie gelungen, den Sinn dieser Formenlehre zu entdecken. Ich glaube, daß der Erfinder dieser Phänomenologie vor allem seiner blühenden Phantasie Ausdruck verliehen hat. Ich selbst begnüge mich mit den Kategorien Qualität, Struktur und Topographie.

B. Lakunen, Krypten und Substanzzeichen

Lakunen, Krypten und Substanzzeichen in der Iris entstehen durch Gewebeschwund, vergleichbar der Auszehrung durch Unterernährung. Dabei spielen Stoffwechsel und Blutkreislauf die wichtigsten Rollen.

C. Pupillendeformationen

Sowohl Dr. Schnabel als auch Josef Angerer legen großen Wert auf die Bedeutung bestimmter symmetrischer oder asymmetrischer Pupillenabflachungen, die angeblich darauf hinweisen, daß beispielsweise die Tendenz zu einer Totallähmung besteht, zu Schädelinnendruckerhöhung, zu halbseitiger Lähmung, Epilepsie, Gleichgewichtsstörungen, Plattfüßen und sogar zu Selbstmord. Das hat sich in meiner gesamten langjährigen Praxis trotz emsigen Ausschauhaltens nie bestätigt. Allerdings muß ich zugeben, daß ich in meinem ganzen Leben nur zwei Fälle von Selbstmord aus nächster Nähe miterlebt habe, und zwar *ohne* vorangehende Pupillenabflachung! Um so mehr Fälle von Epilepsie, Multipler Sklerose, Parkinson-Syndrom, verschiedenen Lähmungen und ähnlichem habe ich gesehen, außerdem unzählige Fälle von Hohl- oder Plattfüßen, und bei ihnen allen habe ich keine der oben erwähnten Pupillendeformationen beobachtet, die übrigens gar nicht so häufig vorkommen, und wenn, dann meist infolge von Verletzungen oder Entzündungen in der Iris selbst.

D. Farbveränderungen

Wie wir bereits wissen, entstehen Farbveränderungen in der Iris allgemein gesagt durch *Diathese* und *Dyskrasie*, das heißt durch Abweichungen in der Zusammensetzung des Blutes, im gesamten Flüssigkeitshaushalt und im Stoffwechsel, die mittels der Gehirn- und Rückenmarksflüssigkeit und des Augenkammerwassers in die Iris projiziert werden.

Diese Erscheinung kann sich auf verschiedene Weise manifestieren:

a) Verblassen des Grundpigments, Fahl- oder Nebligwerden, ohne daß die Schärfe der Radiären dadurch beeinflußt würde, ist ein Anzeichen für «Vitalitätsminderung».

b) Intensivierung der Pigmentfärbung von Braun nach

100

Orange oder Rotbraun weist auf eine Stoffwechselstörung mit Erhöhung des Sauerstoffanteils im Blut sowie mit einer Anlage für rheumatische und arthrotische Prozesse hin.

c) Stumpfwerden (Verlust an *Glanz*) der normalen Pigmentschicht mit *Überschmierung*, was zu einer «Verschleierung» der Radiären führt (außerdem fängt die Färbung der Iris an, totem Holz zu ähneln) weist auf *Präkanzerose* hin.

d) Wenn akute Krankheitssignale in einem bestimmten Organsektor mit ein paar deutlich sichtbaren Pigmentflecken einhergehen, weist dies darauf hin, daß die Störung chronisch wird. Diese Fleckchen sind für die Diagnose ebenso wichtig wie die Topographie selbst, da sie für den Therapieansatz ausschlaggebend sind.

11. Das Gesamtbild der Iris

Wenn bei Patienten mit chronischen Krankheits- und/oder Schwächezuständen die Augen «heller» werden, weil die Pigmentfarbe sich aufklärt und die Radiären, die wieder «aus dem Nebel zum Vorschein kommen», sich schärfer abzeichnen, dann ist das ein sicheres Anzeichen für eine Steigerung der Vitalität und zugleich für eine einsetzende Besserung oder Genesung.

Während also Verfärbungen der Iris sowohl durch Hypo- wie auch durch Hyperpigmentation stets als Störungen des Stoffwechsels gedeutet werden können, müssen wir die Entstehung von Veränderungen in der Irisstruktur (Lakunen, Krypten, Substanzzeichen, Torpedolakunen und dergleichen) stets als ein trophisches Symptom betrachten, das heißt als einen mangelhaften Ernährungszustand des Gewebes.

Meines Erachtens ist es völlig widersinnig zu behaupten, daß das gesamte Ernährungs- und Stoffwechselgeschehen bei einem Patienten normal sein kann, wenn in der Iris deutliche Störungen in diesen Bereichen zu erkennen sind. (Das gleiche gilt natürlich auch umgekehrt!)

Es gibt zahllose Arten der Farbveränderungen in der Iris, von denen wir uns nun die wichtigsten näher anschauen wollen.

Heterochromie

ist ein bereits seit langem bekanntes Phänomen, das jedoch nur selten vorkommt. Babys werden manchmal mit zwei völlig verschiedenfarbigen Iriden geboren, also mit einem blauen und einem braunen Auge. Das wird als Total-Heterochromie bezeichnet, ein auffälliges Phänomen, das verschiedene Ursachen haben kann:

a) Eine Erbanlage; also eine bestimmte Kombination von väterlichen und/oder mütterlichen Einflüssen bzw. rassischen Merkmalen.

b) Ein Geburtstrauma. Während einer schweren Geburt kann der Halssympathikus des Babys so stark in Bedrängnis geraten, daß es zu einer zeitweiligen oder andauernden Parese (teilweisen Lähmung) dieses Nervs kommen kann, wodurch eine – meist irreversible Heterochromie entstehen kann, was übrigens bereits vor langer Zeit von Dr. Waardenburg festgestellt wurde.

c) Eine ebensolche Verfärbung habe ich bei einem Menschen entstehen sehen, der während des Kriegs von einem Granatsplitter an der linken Halsseite getroffen worden war, mit der Folge einer Beschädigung des linken Halssympathikus und eines Halswirbels. Sekundär entwickelte sich nach dieser Verletzung sehr rasch eine Heterochromie. Innerhalb weniger Wochen wurde das ursprünglich *braune* linke Auge, bedingt durch Atrophie des Irispigments, zunächst *grün* und später *graublau*. Die Verfärbung ist bei diesem Patienten zeitlebens bestehen geblieben.

d) Ich habe nur ein einziges Mal beobachtet, wie eine derartige Verfärbung sich allmählich über die *halbe* Iris eines Patienten ausbreitete, der wegen einer schweren Neuritis an den Halswirbeln behandelt wurde. Beide Symptome traten an der rechten Seite auf (also keine Kreuzung!). Ungefähr ein Jahr nach seiner völligen Wiederherstellung war auch die partielle Heterochromie nahezu völlig verschwunden.

e) Besonders schwierig zu beurteilen sind Farbveränderungen, die bestimmte Vergiftungen verursachen können. Bei Menschen, die lange Zeit in chemischen Fabriken gearbeitet haben, aber auch bei stark Alkohol- und Drogenabhängigen besteht im allgemeinen – je nach ihrer physischen Vitalität und der Zusammensetzung ihres Blutes – eine Tendenz zum Stumpf- und Blaßwerden der Irisfarbe, was im Hinblick auf Alkoholiker übrigens bereits seit langem bekannt ist. Daß diese Symptome auch durch Medikamentenvergiftung hervorgerufen werden können, wie Homöopathen und Iridologen (zum Beispiel Pastor Felke) bereits vor langer Zeit behauptet haben, leuchtet mir völlig ein.

Bei der riesigen Zahl der heute gebräuchlichen, hochwirksamen Chemotherapeutika halte ich es jedoch für praktisch unmöglich, das ursächliche Gift zu bestimmen.

In Deutschland gibt die jährlich erscheinende *Rote Liste* Auskunft über den jeweils neuesten Erkenntnisstand zum Thema Nebenwirkungen.

Ausfallen der Irisreaktionen

Die Folgen dieser zahllosen Vergiftungszustände können sogar so stark werden, daß bestimmte Irisreaktionen blockiert – also ausgeschaltet – werden, was sich wegen der damit zwangsläufigen Diagnoselücken fatal auswirken kann. Das kann sogar geschehen, wenn jemand über einen langen Zeitraum hinweg Schlafmittel, Sedativa, Narkotika, Tranquilizer und ähnliches ohne ärztliche Beratung benutzt, ohne zu wissen, daß bestimmte, angeblich harmlose Tabletten, *wenn sie gleichzeitig eingenommen werden*, gefährliche Wechselwirkungen hervorrufen können.

Deshalb sollte man *niemals ohne den Rat eines Heilkundigen Tabletten, Pillen, Kapseln oder Pülverchen einnehmen*.

Ich habe allerdings auch schon einmal bei einem Patienten, der wegen starker Migräne meine Hilfe suchte, eine Nikotinvergiftung festgestellt, obwohl der Betreffende, wie sich im

Gespräch herausstellte, noch *nie* geraucht hatte. Die Anamnese ergab, daß er seit drei Jahren (seit zweieinhalb Jahren litt er unter Migräne) bei einer großen Versicherung angestellt war. Sein Schreibtisch stand in einem Großraumbüro, in dem außer ihm noch 40 Kollegen saßen, von denen 38 fast den ganzen Tag Zigaretten rauchten.

So kam dieser Mann trotz seiner gesunden Lebens- und Ernährungsweise mit seiner Anlage für Bronchialerkrankungen und seiner deutlichen Hypotension – vor allem durch Spannung (Ärger) und Sauerstoffmangel – zu seiner *Migräne*.

Ergänzende Diagnose: Passivraucher.

Auf meinen dringenden Rat hin konnte der Patient durchsetzen, daß ihm ein getrenntes kleines Arbeitszimmer zugewiesen wurde, in dem nicht geraucht werden durfte. Daraufhin genas er ziemlich schnell, und seine zuvor stark bewölkten Iriden klärten sich rasch wieder auf.

Der radikalste Ausfall von Irisreaktionen ist natürlich beim Verlust eines oder beider Augen gegeben.

Ich erinnere mich an Frau Sch. aus R., geboren 1924, die ich 1970 auf Bitte ihres Hausarztes hin wegen ihrer chronischen Bronchitis untersuchte. Seit ungefähr einem Jahr war sie bei ihm in Behandlung – ohne irgendwelche Anzeichen von Besserung.

Die Patientin hatte durch einen Unfall ihr rechtes Auge verloren, das durch eine wunderschöne, vollkommen naturgetreue Prothese ersetzt worden war, die natürlich für eine iridoskopische Untersuchung ohne jeden Wert war. Obwohl ich mich also mit einer halben Diagnose begnügen mußte, entschloß ich mich mit Zustimmung des Hausarztes dennoch zu einer Probetherapie. Als nach sechs Wochen noch keinerlei Besserung zu erkennen war, verwies ich die Patientin sicherheitshalber an einen bekannten Lungenarzt und Radiologen, der einen eigroßen Tumor in der rechten Lunge entdeckte.

Glücklicherweise erwies sich nach der Operation bei der

histologischen Untersuchung das Tumorgewebe als gutartig. Ich setzte meine Therapie fort, und die Patientin war nach einem Jahr von ihrer Bronchitis befreit.

Steht nur eine Iris zur Verfügung, so reicht das nur für eine «Dreiviertel»-Diagnose aus.

Totale Blindheit braucht kein Hindernis für die Iridoskopie zu sein, solange das Irisgewebe noch intakt ist und scharfe, deutliche Radiären besitzt, wie bei Professor G., der nach lebenslanger Blindheit im Alter von 80 Jahren noch schöne, lebendige Iriden hatte, weshalb niemand glauben wollte, daß er wirklich blind war.

Eine vollständige Atrophie der Iris macht jedoch eine Iris-diagnose unmöglich.

12. Klinische Diagnose, Anamnese, Irisdiagnose

Aus den soeben beschriebenen und ähnlichen Fällen geht hervor, was ich in meinen Irisdiagnostik-Kursen immer wieder nachdrücklich vertreten habe, nämlich daß auch der fähigste Iridologe nicht auf die Anamnese verzichten darf, selbst wenn er es der Objektivität zuliebe (und vielleicht auch aus Gründen der Werbung!) vorzieht, *zuerst* die Augendiagnose zu stellen und diese anschließend mit dem Patienten durchzusprechen. Dabei kommt die Vorgeschichte automatisch zur Sprache, was oft wichtige ergänzende Anhaltspunkte liefert.

Ich selbst habe das immer so gehandhabt, was zweifellos sehr zur Entwicklung einer Atmosphäre des Vertrauens beigetragen hat, die im Laufe der Jahre das anfängliche Mißtrauen und die Verdächtigungen gegenüber meiner Tätigkeit bezwungen hat.

Eine solide Augendiagnose kann eine wertvolle Ergänzung zu einer klinischen Diagnose sein, bei der häufig Fragen offenbleiben. Kein Diagnosesystem ist perfekt, denn, wie jeder vernünftig denkende Mensch weiß, nichts ist vollkommen, und es gibt nichts Schlimmeres für die Iridologie als eine Atmosphäre mystischer Allwissenheit oder Hellsichtigkeit. Der Iridologe vermag manchmal, die diagnostischen Ergebnisse der Schulmedizin zu ergänzen oder richtigzustellen. Deshalb ist unser erklärtes Ziel, daß *an jeder großen Klinik ein Iridologe mitarbeitet!*

Um zu zeigen, wie positiv sich das für die Patienten auswirken könnte, möchte ich einige Beispiele anführen:

1. Bei Patienten mit Beschwerden in der rechten Bauchhälfte ist es im Rahmen klinischer Untersuchung oft äußerst schwierig festzustellen, ob es sich um eine Appendizitis, eine Kolitis, eine Enteritis, eine Nephritis, eine Pyelitis, eine Zystitis, eine Uteritis, eine Hepatitis, eine Cholizystitis, eine Pancreatitis (dies sind ausnahmslos Entzündungen) handelt oder vielleicht um eine durch Kälte, Gallen- oder Nierensteine verursachte Kolik, eine Ovarialzyste, einen (gut- oder bösartigen) Tumor, ein Myom, ein Zwölffingerdarmgeschwür oder Magengeschwür, um nur ein paar Möglichkeiten aufzuzählen.

Der große Vorteil der Iristopographie ist in solchen Fällen, daß die *Organfelder* dieser Teile des menschlichen Körpers übersichtlich nebeneinander projiziert sind (siehe Abbildungen S. 70/71) und daher bei guter Beleuchtung und starker Vergrößerung unabhängig voneinander betrachtet werden können. Einige weltbekannte Optikkonzerne (Leitz, Zeiss, Henze u. a.), die offenbar größeres Vertrauen in die Zukunft der Iridologie setzen als der Großteil der Schulmediziner, haben zu diesem Zweck ausgezeichnete Apparate entwickelt, insbesondere solche zur Herstellung von Farbdias von der Iris.

2. Bei psychosomatischen Erkrankungen kann die Iridoskopie sehr oft klären, ob eine Hyperventilation (ein heute besonders beliebtes modisches Phänomen), eine vegetative Dystonie (und zwar eine *echte*!), ein Herzleiden oder eine Herzneurose, pektanginöse Symptome, Bronchitis, nervöses Bronchial- oder Herzasthma, Schilddrüsenfunktionsstörungen, leichtere oder stärkere Blutdruckregulationsstörungen vorliegen oder sogar «Anstelleritis», ein lästiges Leiden, das sich mit Hilfe von Iridoskopie und Überzeugungskraft oft sehr gut diagnostizieren und heilen läßt.

3. Angesichts der oft widersprüchlichen klinischen Diagnosen, die nach Ansicht objektiver medizinischer Sachverständiger durchschnittlich in 50 Prozent der Fälle zutreffend sind, ist es oft unmöglich, selbst mit den modernsten Mitteln wie beispielsweise dem C.T.-Scanner (Computer-Tomographie) eine ganz richtige Diagnose zu stellen. Im übrigen sind die Ursachen vieler ernster Leiden bis heute noch nicht völlig bekannt.

Zur Illustration dieser Situation möchte ich hier zwei Aussprüche international anerkannter Krebsspezialisten anführen:

Dr. J. Klose, Berlin zur Ursache von Krebs: «Wir kennen zwar eine große Zahl von Abweichungen zwischen Tumor- und Normalzellen, jedoch kennen wir keine zuverlässigen Differenzierungsmethoden!»

Dr. P. G. Seeger: «Die erste und einzige Krebsursache liegt auf der Ebene der Elektronen. Die Feinregulation der biologischen Phänomene in der Zelle ist keine Sache der Moleküle, sondern der viel kleineren und vor allem beweglichen Einheiten, nämlich der Elektronen.»

Große Schwierigkeiten bereiten auch die Erkrankungen des zentralen Nervensystems, wie zum Beispiel Epilepsie, Gehirntumor, Morbus Jackson, Multiple Sklerose, die verschiedenen Arten von Lähmungen, Blockaden von Nervenzentren und -bahnen, was dazu führen kann, daß bestimmte Symptome mit denjenigen verwechselt werden, die bei Gefäßspasmen, Hysterie und ähnlichem auftreten können.

Hierzu möchte ich ein besonders anschauliches Beispiel (eines von vielen) aus meiner Praxis anführen.

Frau H. aus R., geboren 1925, kam nach einer sechswöchigen Untersuchung (einschließlich viermaliger Lumbalpunktion) in einer neurologischen Klinik zu mir mit der *offiziellen Diagnose* «Multiple Sklerose (11)»: Therapie nicht möglich. Laufen mit Krücken fast unmöglich. Benutzung der Hände sehr mäßig. Sehvermögen schlecht. Reflexe fehlen fast völlig.

Iridoskopische Diagnose: keinerlei Hinweis auf MS.

Anamnese: gescheiterte Ehe!

Ich habe der Pflegerin dieser Patientin daraufhin gesagt, meiner Meinung nach sei eine Besserung des Zustands durchaus möglich, und habe sie gebeten, sorgfältig auf jede unerwartete Bewegung der Frau zu achten. Die Antwort war ein Schulterzucken.

Auf der Karteikarte hatte ich als Diagnose *Hysterie* notiert, und als *Therapie*: dreimal täglich, vor den Mahlzeiten, zehn Tropfen Ignatia D3.

Verlauf: An einem Sommertag war die Pflegerin damit beschäftigt, den Hund der Patientin im Garten hinter dem Haus in einer großen Wanne zu baden. Die Patientin, die in einem bequemen Stuhl vor der zum Garten hin geöffneten Tür saß, schaute zu. Der Hund war offenbar von der vielgerühmten holländischen Reinlichkeit nicht besonders angetan. Er sprang aus der Wanne und versuchte, triefend naß in seinen Korb zu flüchten, der im Haus stand. In diesem Augenblick sprang die Patientin von ihrem Stuhl hoch, fing den Hund und brachte ihn *ohne jede Hilfe* zurück in sein «Freibad».

Nach einigen intensiven Gesprächen war die Patientin völlig geheilt und ist es heute noch, was man als einen Beweis für die Richtigkeit der gestellten Irisdiagnose betrachten kann.

4. Bekannt ist, daß sich bestimmte Nierenleiden mittels der Irisdiagnose früher und eindeutiger feststellen lassen als durch die üblichen urologischen Untersuchungen, was Anlaß zu Meinungsverschiedenheiten gibt.

Iridoskopist: «Frau X, Sie haben ein Nierenleiden.»

Patientin: «Ich war vorige Woche beim Urologen, und der sagte, meine Nieren seien in Ordnung.»

5. Noch einmal sei mit allem Nachdruck gesagt: Ich beabsichtige keineswegs zu beweisen, daß die Irisdiagnostik der klinischen Diagnostik überlegen ist, denn das würde bedeuten, daß erstere eine «alternative» Diagnosemethode wäre, was sicherlich nicht der Fall ist (siehe Kapitel 8). Ich hoffe viel-

mehr, daß aus den angeführten sowie aus den noch folgenden Beispielen hervorgeht, daß beide Systeme ihre spezifischen Vorteile haben, die einander ideal ergänzen, im Interesse der Wissenschaft, jedoch vor allem im Interesse der Patienten. Durch die Verbindung beider Methoden könnten auch viele Mißverständnisse geklärt werden, die oft in der verschiedenartigen Terminologie gründen und dadurch verstärkt werden, daß die schulmedizinische Diagnostik und Therapie stark *symptomatisch* orientiert ist, während die Naturheilkunde und die Irisdiagnostik mehr *kausal* (auf die Ursachen hin) orientiert ist.

Daß dies – auch hinsichtlich der Behandlungsmethoden – trotz bester Absichten auf beiden Seiten zu großen Meinungsverschiedenheiten führt, leuchtet sicher ein.

13. Iridologie und Ernährung

von G. Th. Hornstra, Arzt für Naturheilkunde und
Homöopathie

Es ist nun schon ein paar Jahre her, seit ich die Iridoskopie
kennengelernt habe. Als Teilnehmer der Kurse von Nico Bos
war ich einer der ersten, die mehr über die Möglichkeiten der
Irisdiagnose erfahren wollten. Mein Grundsatz war auch in
diesem Fall: *Untersuch alle Dinge und bewahre das Gute.*

Der Kurs war eine Offenbarung für mich! Es gibt viele
Möglichkeiten, eine Diagnose zu stellen. Für den orthodox
ausgebildeten Arzt sind die Anamnese, die Untersuchung des
Körpers und die Labortests natürlich unverzichtbar. Gute
Ergänzungen zu diesen schulmedizinischen Diagnoseverfahren sind unter anderem die Irisdiagnose, die Elektroaku-
punktur und die Pulsdiagnose der klassischen Akupunktur.

Mir ist aufgefallen, daß der Iridologe nicht nur über eine
gründliche Kenntnis der Iristopographie und der Iriszeichen
verfügen muß, sondern daß auch ein gewisses «Feeling» uner-
läßlich und ein *fotografisches Gedächtnis* als äußerst vorteil-
haft anzusehen ist.

Die richtige Interpretation des Gesehenen, die Speiche-
rung dieser Momentaufnahme zwecks späteren Vergleichs
und vor allem auch das Sicheinfühlen, das Sichhineinverset-
zen in den Patienten, sind äußerst wichtige Faktoren bei
diesem Diagnoseverfahren.

Im Rahmen eines holistischen Vorgehens ist die Interpretation eines Symptoms, eines Iriszeichens, von großer Bedeutung: Es muß gedeutet werden, weil es sonst seine Bedeutung

als *Signal* verliert. Des weiteren muß das Symptom von der Therapie überflüssig gemacht und nicht unterdrückt werden, wie dies so oft in der sogenannten modernen, wissenschaftlichen Heilkunde geschieht.

Die Therapie im Anschluß an eine treffende Diagnose muß deshalb kausal orientiert sein. Interessant ist in diesem Zusammenhang, was Dethlefsen und Dahlke in ihrem Buch *Krankheit als Weg* schreiben, nämlich daß «Symptome eine körperliche Kristallisation, eine ‹Verkörperlichung› eines aus dem Gleichgewicht geratenen Bewußtseins» sind.

Das Symptom als Signal dient dazu, etwas bewußtzumachen oder etwas in unserem Bewußtsein zu verändern. Wenn wir die Sprache der Symptome und Zeichen verstehen lernen, so kann sich dies auf unsere Entwicklung und Bewußtwerdung positiv auswirken. Deshalb hat die Irisdiagnose meines Erachtens auch prophylaktischen Wert, beispielsweise dann, wenn eine Organschwäche frühzeitig entdeckt wird, etwa durch eine abweichende Radiäre im Lebersektor, oder indem die Konstitution eines Patienten iridologisch bestimmt wird.

Das Diagnostizieren von Entzündungszeichen kann sogar ein Hinweis sein auf die Tendenz, Konflikte zu vermeiden, oder auf eine ungenügende Konfliktverarbeitung. Einiges ist gar nicht so merkwürdig, wie es auf den ersten Blick erscheinen mag.

So haben eingehende Untersuchungen gezeigt, daß unser *Immunsystem*, das unter anderem bei Entzündungen so wichtig ist, *psychischer* Steuerung unterliegt.

Wird unsere Immunabwehr durch lang anhaltenden Streß, durch nichtverarbeiteten Kummer oder durch tiefe Enttäuschung im Leben untergraben, so kann das bei Menschen, die eine entsprechende Veranlagung besitzen (*iridologisch der hämatogene Typus*), die Entstehung von Krebs fördern.

Beim Diagnostizieren eines Entzündungsprozesses wird der naturheilkundlich orientierte Arzt die körpereigene Immunabwehr des Patienten so stark wie möglich stimulieren, um die Entzündung zu beseitigen. Dabei ist das Suchen nach der primären – der wahren – Ursache von fundamentaler

Bedeutung. *Antibiotika* sollten, wenn irgend möglich, vermieden werden. (Merkwürdig übrigens, daß *Antibiotika* ihrer griechischen Wurzel nach Stoffe sind, die *gegen das Leben* gerichtet sind!)

Verständnis der Verbundenheit von Körper und Geist führt zu der Einsicht, daß *Menschsein* im *Bewußtsein* stattfindet und sich dann im ganzen Körper widerspiegelt, vor allem jedoch in der Iris, gemäß der alten Weisheit: *Das Auge ist der Spiegel der Seele.*

Das *Grundgesetz der Naturheilkunde* lautet:
Die Gesundheit alles Lebendigen, ob Mensch, Tier oder Pflanze, beginnt – und endet – mit der Ernährung.

Deshalb zum Abschluß noch einige Bemerkungen zur Ernährung im Zusammenhang mit den Diathesen.

Vor allem bei Patienten mit einer rheumatischen Anlage, die durch die iridologische Untersuchung festgestellt werden kann, aber eigentlich auch für jeden, der gesund bleiben oder werden will, gilt der allgemeine Grundsatz, der bereits von Maximilian Bircher-Benner so nachdrücklich propagiert wurde: Die gesunde menschliche Ernährung muß nach der Verdauung einen *Basenüberschuß* aufweisen, keinesfalls einen *Säureüberschuß*.

Sagte nicht schon Hippokrates zu seiner Zeit, daß unsere Nahrung unsere Medizin sein sollte und unsere Medizin unsere Nahrung?

Wenn der Körper durch *Säuren* überlastet ist, geht er zur Produktion von Ammoniak über, um den Säureüberschuß wieder zu neutralisieren. Dazu muß Eiweiß abgebaut werden, wobei unter anderem Eiweiß-Spaltprodukte entstehen wie Harnstoff und Reststickstoff. Dadurch wird die Verbrennung der Eiweiße erschwert. Je mehr Säureüberschuß die Nahrung enthält, um so mehr Eiweiß benötigt der Körper, um den Säureüberschuß wieder zu neutralisieren.

Tabellen, die eine Übersicht über Säure- und Basenüberschüsse geben, sind deshalb sehr nützlich für die richtige Zusammenstellung der Mahlzeiten (ein Beispiel dafür siehe S. 117).

Um einen *Basen*überschuß in der täglichen Nahrung zu erreichen, brauchen wir die säurebildenden Lebensmittel keinesfalls völlig zu verbannen, da auch sie natürlich ihren Wert haben. Vielmehr erreichen wir das gewünschte Basenübergewicht, indem wir den säurebildenden Nahrungsmitteln eine gute Dosis basenbildender gegenüberstellen.

Zu diesem Zweck nehmen wir soviel wie möglich von der «Basenliste» zu uns, wobei die auf der Liste am weitesten oben stehenden Nahrungsmittel am wertvollsten sind.

Mit den «Säurebildnern» verfahren wir genau umgekehrt. Wir nehmen möglichst wenig davon zu uns, wobei diejenigen, die auf der «Säureliste» am weitesten unten stehen, nach Möglichkeit zu bevorzugen sind (je weiter unten, um so besser).

Essen sie sich gesund!

Für alle Diathesen – und vor allem für die hämatogene und für die Mischkonstitution – gilt die Regel:
Beschränken oder vermeiden Sie alles, was den Stoffwechsel zu stark belastet!

Zucker beispielsweise entzieht uns Vitamin B und verursacht eine Degeneration der Darmflora, wobei es zu Fäulnis- und Gärungsprozessen im Darm kommt, so daß unter anderem die unterschiedlichsten Toxine (Giftstoffe) durch die Darmwand in den Körper gelangen können.

Krebspatienten müssen unbedingt Zucker und Zuckerprodukte von ihrem Speisezettel streichen.

Tierische Eiweiße sowie Fette von Fleisch und Fisch können unseren Stoffwechsel sehr belasten. Außerdem erzeugen Fleisch und Fisch einen großen Säureüberschuß, ebenso wie Hülsenfrüchte und Erdnüsse. Erdnüsse enthalten zudem die stark karzinogen wirkenden «Aflatoxine», die durch Schimmel usw. erzeugt werden. Rhabarber, Spinat und Portulak, so

115

gesund sie ansonsten sein mögen, enthalten größere Mengen schädlicher Oxalsäure, die sich jedoch leicht neutralisieren läßt, indem man beim Kochen ein paar Teelöffel *reine gemahlene Kreide* hinzufügt (beim Drogisten erhältlich).

Und warum sollten wir statt des normalen Tees, der unter anderem viel Gerbsäure enthält, keinen Kräutertee trinken, zum Beispiel Pfefferminz-, Lindenblüten-, Schafgarbe- oder Wegerichtee? Durch Zusammenstellen eines Kräutertees nach persönlichem Bedürfnis und Geschmack kann man oft einem belasteten Organ ausgezeichnet helfen.

Schlußfolgerung
Nach der Lektüre der vorangegangenen Kapitel wird es wahrscheinlich einleuchten, daß die Iridoskopie beim Diagnostizieren von überlasteten und gestörten Organen eine wichtige Rolle spielen kann.

Auch kann mit ihrer Hilfe die Reaktion des Körpers auf eine verbesserte Ernährung beobachtet werden und mit Hilfe von Irisdias oder Irisfotos in den natürlichen Farben, wie sie in diesem Buch wiedergegeben sind, eventuell dokumentiert werden.

Meiner Meinung nach verdient die Irisdiagnose deshalb einen festen Platz in der täglichen medizinischen Praxis.

Nahrungsmittel

mit einem Überschuß an:

Basen (von hoch zu niedrig)		**Säuren** (von hoch zu niedrig)	
± 40:	Rettich	± 50:	Speck
	Aprikosen		Lebertran
	Gurken		Öl
	viel		Majonäse
± 30:	Spinat		
	Feigen	± 30:	Aal
	Rosinen		Eier
	Pflaumen		Schweinefleisch — viel
			Leberpastete
± 20:	Spitzkohl		Pferdefleisch
	Endivien		Pökelfleisch
	Salat		Rauchfleisch
	Tomaten		Rindfleisch
	Mandeln		Schellfisch
	Rote Beete		
	Knollensellerie — mäßig	± 20:	Salatsoße
	Grünkohl		Distelöl
	Schnittlauch		Rosenkohl
	Möhren		Margarine
	Zitronen		Roggen — mäßig
	Knoblauch		Weißbrot
			Weizen
± 10:	Datteln		Linsen
	Schnittbohnen		Haferflocken
	Apfelsinen		
	Passionsfrüchte	± 10:	Lammfleisch
	Zwiebeln		Walnüsse — wenig
	Tomatensaft		Geschälter Reis
	Kirschen — wenig		
	Pfirsiche		
	Brombeeren		
	Melone		
	Kokosmilch		
	Kartoffeln		

117

Nachwort

Wenn Sie dieses Handbuch in aller Ruhe, gründlich und ohne Vorurteile studiert haben, bleiben Ihnen, werter, beharrlicher Leser eigentlich nur zwei Möglichkeiten zu reagieren:

1. Sie sind überzeugt von der Verläßlichkeit und Wirksamkeit der Iridoskopie (was ich von Herzen hoffe!), oder
2. Sie sind es nicht (was natürlich auch nicht ausgeschlossen ist).

Letzteres kann von zwei völlig verschiedenen Faktoren abhängen:

a) von Ihrem Einblick in diese Materie und
b) von meiner Überzeugungskraft!

Auf jeden Fall bin ich mir sicher, daß die Lektüre dieses Buches Ihnen vermittelt hat, daß das *Auge* – und nicht der *Mund*! – das aussagekräftigste Organ ist, über das der Mensch verfügt.

Möglicherweise ist es auch das ehrlichste, weil es nur zeigen kann, was wirklich der Fall ist . . . Selbst wenn man es nicht in streng iridologischem Sinne versteht, so wird sich doch jeden Tag wieder aufs neue erweisen, daß jedem, der einen Blick dafür hat, der Ausdruck der Augen eines Menschen wesentlich mehr sagt als alle Worte des Betreffenden.

Über diesen Ausdruck könnte man noch viele Bücher schreiben, denn auch auf diesem Gebiet ist noch längst nicht alles erforscht. Gerade der Iridologe hat eine so gute Gelegenheit, dieses Phänomen zu studieren und auch die so erhaltenen Informationen in seine Diagnose mit einzubeziehen.

Hierzu benötigt man allerdings außer einer guten Beobachtungsgabe auch einiges an psychologischem Verständnis, doch das ist eine Voraussetzung, die jeder Arzt ebenso wie jeder Seelsorger ohnehin mitbringen muß.

Als Beispiel für einen speziellen Ausdruck möchte ich auf Irisfoto XVII verweisen, das die Iris eines geistig gestörten (schizophrenen) jungen Mannes zeigt. Auch wenn Sie nichts von der Irisdiagnostik verstehen, wird Ihnen wahrscheinlich sofort der sehr eigenartige Ausdruck dieses Auges auffallen.

Deshalb möchte ich Ihnen noch einen guten Rat geben, der sicher nicht teuer ist: Schauen Sie sich nie «die Augen Ihrer Patienten» an, sondern schauen Sie den Patienten *in* die Augen!

Ein Tierarzt fragte mich einmal, ob er auch bei *seinen* Patienten (großen und kleinen Haustieren) eine Art von Irisdiagnostik anwenden könne. Leider ist dies unmöglich. Als Grund hierfür ist einmal angeführt worden, daß nur der Mensch über eine doppelblättrige Iris verfüge; dieses System sei bei keinem einzigen (anderen) Tier zu finden. Dieser Argumentation kann ich mich nicht anschließen, denn ich könnte mir vorstellen, daß auch in einer einblättrigen Iris Hinweise auf den Zustand des betreffenden Wesens zu finden sind.

Meiner Meinung nach hielt die *Entelechie* (das ordnende Lebensprinzip in jedem lebenden Wesen, über das wir bereits an anderer Stelle sprachen) es einfach nicht für *nützlich*, ein solches System für das Tier zu schaffen. Die Iridoskopie als Methode steht und fällt ja mit der *bewußten Wahrnehmung*, und bis zum heutigen Tage hat kein einziges Tier sich so weit entwickelt, daß es bestimmte komplizierte Projektionen von Krankheitszeichen bewußt wahrnehmen, und, was noch schwieriger ist, «be-greifen» könnte. Ich möchte in diesem

Zusammenhang Dr. Lang zitieren: «Wenn wir uns fragen, warum das ableitende vegetative Zentrum in dem grauen Gehirnstoff so oder so reagiert, wenn die Peripherie (Außenseite) dies oder jenes meldet, dann können wir nicht umhin, ein ‹denkendes Zwischenorgan› einzufügen.»

Das menschliche Auge ist zweifellos ein ganz besonderes Organ:

1. Das Auge ermöglicht es dem Menschen, mit der Außenwelt in Kontakt zu treten, sich dabei anzupassen und auf diese Weise täglich zahllose Male sein nacktes Leben zu retten.
2. Das Auge ermöglicht die Projektion des inneren (unbewußten) physischen Geschehens nach außen und macht dieses Geschehen von außen wahrnehmbar, wobei die Iris als Projektionsschirm fungiert.
3. Das Auge als Ganzes ist in der Lage, den psychischen Zustand seines Besitzers auf unverwechselbare und deutliche Weise auszustrahlen. Sowohl Sympathie wie auch Antipathie können auf diese Weise signalisiert werden, wobei die Psyche der Person auf der anderen Seite des Strahlenbündels als Empfänger fungiert.

Der große Alexander von Humboldt (1769-1859) hat zwar einmal gesagt, wenn er einen Optiker beschäftigen würde, der einen so schlecht funktionierenden Apparat wie das menschliche Auge konstruiert hätte, so würde er ihn auf der Stelle entlassen. Doch wollte er damit nur darauf hinweisen, daß das Auge lediglich einen kleinen Teil aller Wellenlängen der Lichtstrahlen aufzufangen vermag. Und für die Aufgabe, die dem Auge von Natur aus zufällt, ist das völlig ausreichend.

Bereits Aristoteles (ca. 350 Jahre v. Chr.) beschäftigte sich übrigens mit der Funktion des Auges und kam zu folgendem Schluß: «Wenn unser Auge ein selbständig lebendes Wesen wäre, wäre das *Sehen* seine *Seele*.»

Rudolf Steiner, der nahezu alle Lebensbereiche geistig zu

durchdringen versuchte, hatte außer einer tiefen Einsicht in die wesentliche Bedeutung des Auges auch ein «offenes Auge» für die Irisdiagnostik.

In *Natur und Mensch in geisteswissenschaftlicher Betrachtung* (1924) schrieb er bereits, was ich 1946 – ohne jemals etwas von seinem Ausspruch gehört zu haben – fast wörtlich wiederholte, nämlich daß der ganze menschliche Körper eine Einheit sei und daß man dasjenige, was man in der Iris sieht, wenn man nur kundig genug wäre, ebenfalls sehen könnte, wenn man ein kleines Stückchen Haut oder sogar nur ein kleines Stückchen von einem Nagel untersuchen würde.

Da das Auge ein sehr empfindliches Organ ist, das sensibelste unserer Sinnesorgane, die uns den Kontakt mit der Außenwelt ermöglichen, drückt sich in ihm der jeweilige Zustand eines Menschen besonders deutlich aus.

Es ist wunderbar, wie in der kleinen Iris der gesunde bzw. der kranke Mensch wirklich ganz widergespiegelt wird.

Gerade deshalb ist die Iris aber auch in ihrem Wesen am schwersten zu beurteilen, weshalb (mit Rudolf Steiner) die folgende Warnung ausgesprochen werden muß:

Wer, ohne den gesamten Menschen zu kennen und ohne wirklich etwas vom menschlichen Wesen als Ganzem zu wissen, die Iridoskopie anwenden will, tut Böses!

Und kein Geringerer als Goethe hat gesagt:

Wär' nicht das Auge sonnenhaft,
nicht könnten wir das Licht erblicken;
lebt' nicht in uns des Gottes eig'ne Kraft,
nie könnt' uns Göttliches entzücken!

Ich möchte mit den bereits zitierten Worten des Arztes, Psychologen und Evangelisten Lukas schließen: «Das Auge ist des Leibes Licht. Wenn nun dein Auge einfältig [gesund, rein] ist, so hat dein ganzer Leib Licht; ist aber dein Auge ein Schalk [krank], ist auch dein Leib finster» (11, 34).

121

Literaturhinweise

Annemueller, H.: *Gezond leven, maar hoe?* Amsterdam 1981.
Angerer, J.: *Handbuch der Augendiagnostik*, Saulgau 1953; München 1984 (überarbeitete Auflage).
–: *Ophthalmotrope Phänomenologie*, Bd. 1-6, München 1974 ff.
Aschner, B.: *Die Krise der Medizin*, Ulm 1928.
Axenfeld, Th.: *Lehrbuch und Atlas der Augenheilkunde*, Jena 1949.

Beuchelt, H.: *Homöopathische Konstitutionstypen*, Ulm 1956.
Bircher-Benner, M.: *Multiple sclerose*, Amsterdam o. J.
Bos, N.: *Compendium der fyto- en homeotherapie*, Amsterdam 1974.
–: *Natuur en Gezondheid*, Amsterdam [2]1970.
Broy, J.: *Repertorium der Irisdiagnose*, München 1983.

Clara, M.: *Das Nervensystem des Menschen*, Leipzig 1942.

Deck, J.: *Grundlagen der Irisdiagnostik*, Ettlingen 1965 (im Selbstverlag).
–: *Differenzierung der Iriszeichen*, Ettlingen 1980 (im Selbstverlag).
Dethlefsen, Th., und Dahlke, R.: *Krankheit als Weg*, München 1983.

Förster, O.: *Handbuch der Neurologie*, Berlin 1936.

Hess, W. R.: *Die Organisation des vegetativen Nervensystems*, Basel 1948.
–: *Das Zwischenhirn*, Basel 1949.

Jaroszyk, G.: *Augendiagnostik*, Solms 1978.

Kriege, T.: *Grundbegriffe der Irisdiagnostik*, Osnabrück 1981.

Lang, W.: *Die anatomischen und physiologischen Grundlagen der Augendiagnostik*, Ulm 1954.
Lindemann, G.: *Augenkrankheiten und Naturheilkunde – Therapievorschläge*, München 1982.
Lin Yutang: *Weisheit des lächelnden Lebens*, Stuttgart 1978.

Madaus, M.: *Lehrbuch der Irisdiagnose*, Bonn 1926.
Markgraf, A.: *Bildatlas der Augendiagnostik*, München 1969.
Maubach, A.: *Augendiagnostik*, Saulgau 1952.
Meyer-Camberg, E.: *Lexicon der natuurgeneeskunde*, Amsterdam 1980.
Meyler, L.: *Schadelijke nevenwerkingen van geneesmiddelen*, Assen o. J.

Pfannenstiel, P.: *Ärztlicher Rat für Schilddrüsenkranke*, Stuttgart 1977.

Rohen, J.: *Die funktionelle Gestalt des Auges*, Wiesbaden 1953.

Schnabel, R.: *Ophthalmo-Symptomatologie*, Saulgau 1952.
–: *Irisdoskopie*, Heidelberg 1959.
Schulte, K.: *Encyklopädie der Irisdiagnostik*, Köln 1938.
Schuman, E.: *Augendiagnose*, Freiburg i. Br. 1979.
Schütz, E., und Rotschuh, K. E.: *Bau und Funktionen des menschlichen Körpers*, München 1963.
Spalteholz, W., und Spanner, R.: *Handatlas der Anatomie des Menschen*, Amsterdam 1960.
Steiner, R.: *Natur und Mensch in geisteswissenschaftlicher Betrachtung*, Dornach 1924; [3]1981.
–: *Geisteswissenschaft und Medizin*, Dornach 1920; [5]1985.
Stiefvater, E. W.: *Das Auge des Geistes*, Ulm 1963.

Thiel, P. J.: *Die Augendiagnose*, Leipzig 1921.
Tromp, S. W.: *Psychical Physics*, New York 1949.

Vida, F., und Deck, J.: *Klinische Prüfung der Organ- und Krankheitszeichen in der Iris*, Ulm 1954.

Weatherhead, L. D.: *Psychologie ten dienste von de ziel*, Utrecht 1940.
–: *Waarom lijdt de mensheid?*, Utrecht o. J.

123

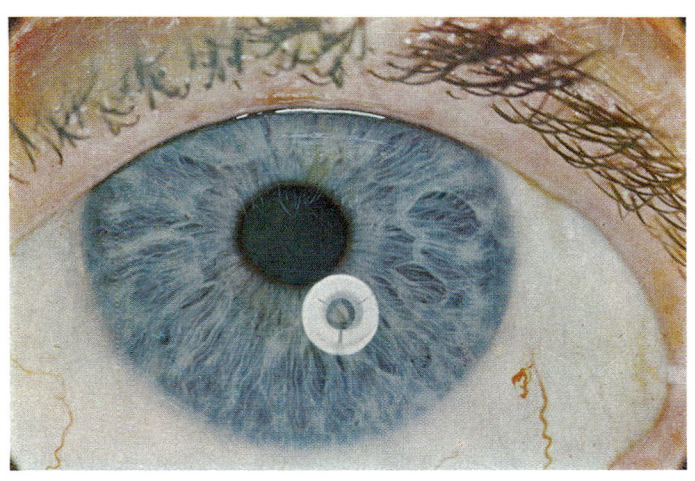

Irisfoto I
Linke Iris. Frau, 42 Jahre.
Notieren Sie Ihre Diagnose, und vergleichen Sie sie mit S. 141.

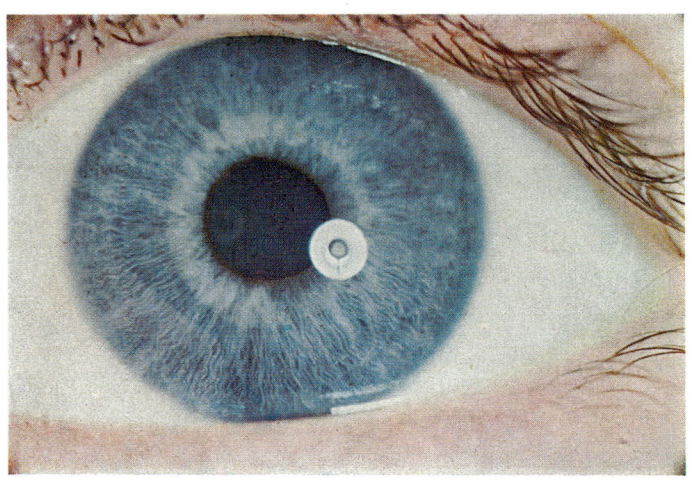

Irisfoto II
Linke Iris. Frau, 27 Jahre.
Notieren Sie Ihre Diagnose, und vergleichen Sie sie mit S. 142.

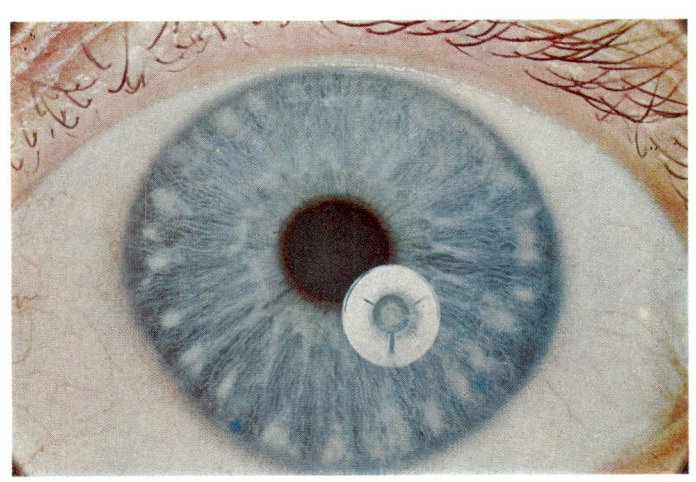

Irisfoto III
Linke Iris. Mann, 32 Jahre.
Notieren Sie Ihre Diagnose, und vergleichen Sie sie mit S. 142 f.

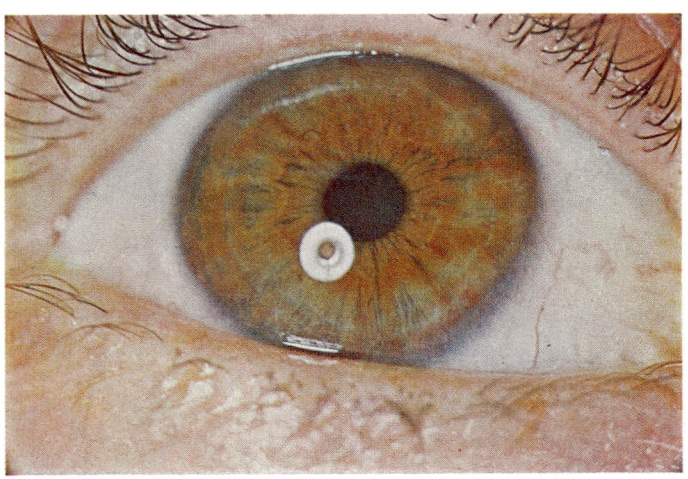

Irisfoto IV
Rechte Iris. Mann, 56 Jahre.
Notieren Sie Ihre Diagnose, und vergleichen Sie sie mit S. 143.

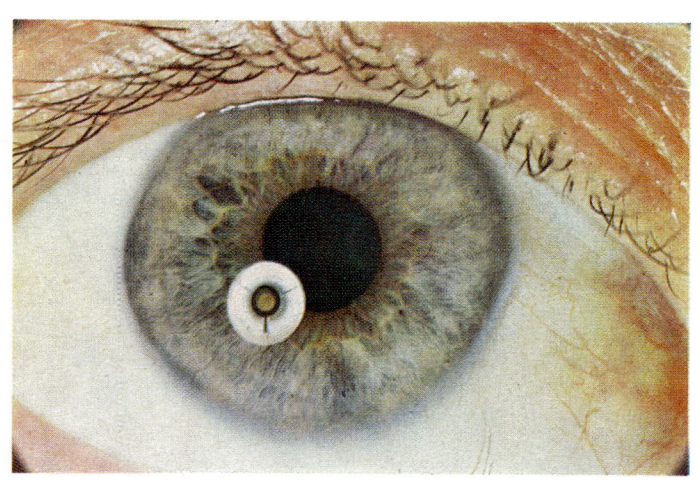

Irisfoto V
Rechte Iris. Mann, 39 Jahre.
Notieren Sie Ihre Diagnose, und vergleichen Sie sie mit S. 143f.

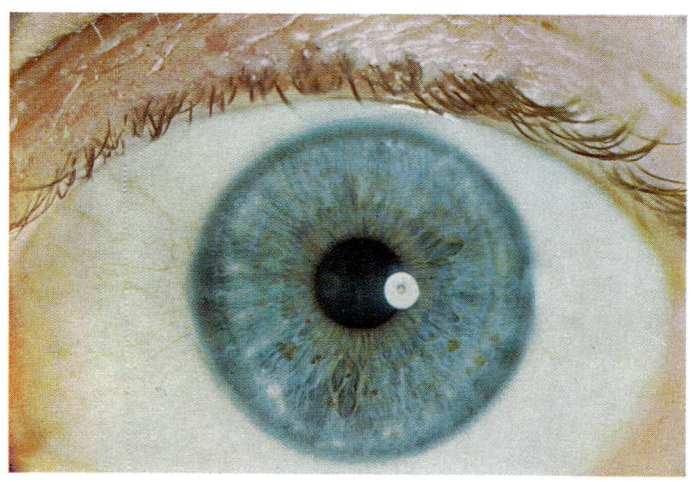

Irisfoto VI
Linke Iris. Mann, 43 Jahre.
Notieren Sie Ihre Diagnose, und vergleichen Sie sie mit S. 144.

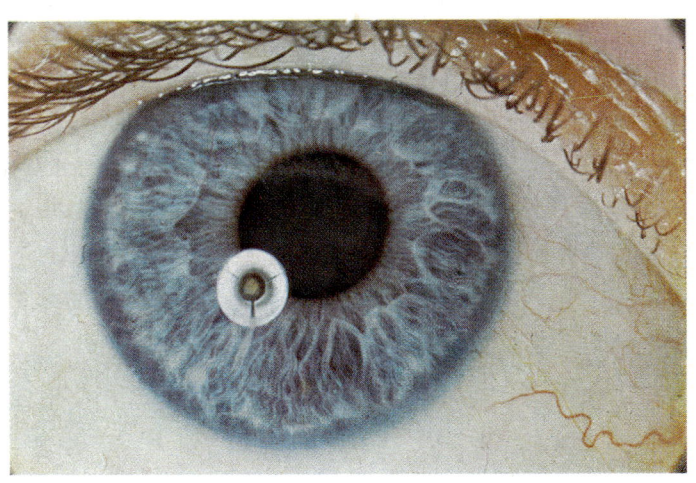

Irisfoto VII
Rechte Iris. Frau, 57 Jahre.
Notieren Sie Ihre Diagnose, und vergleichen Sie sie mit S. 144f.

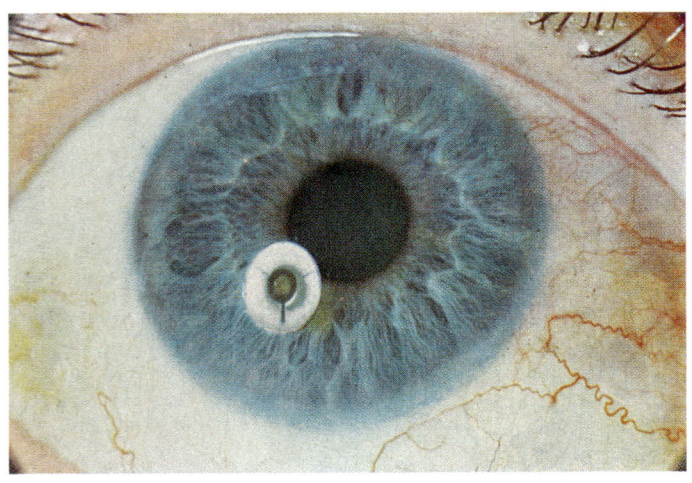

Irisfoto VIII
Rechte Iris. Frau, 46 Jahre.
Notieren Sie Ihre Diagnose, und vergleichen Sie sie mit S. 146f.

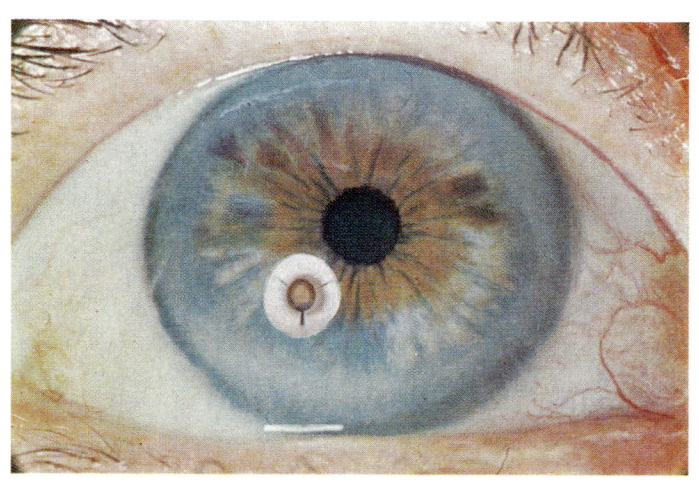

Irisfoto IX
Rechte Iris. Mann, 60 Jahre.
Notieren Sie Ihre Diagnose, und vergleichen Sie sie mit S. 147.

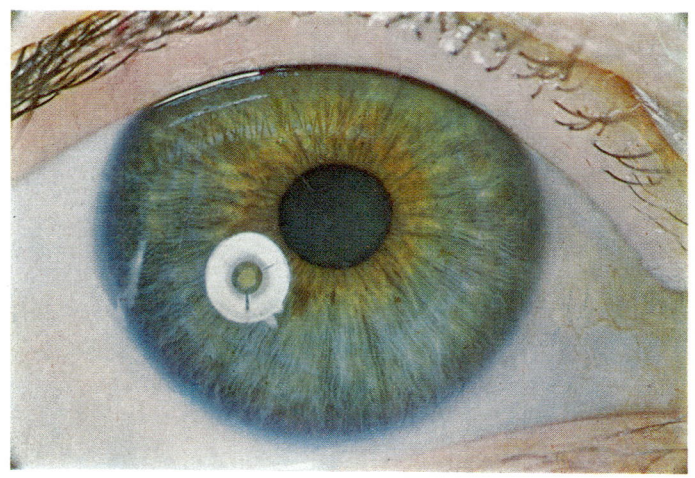

Irisfoto X
Rechte Iris. Mann, 35 Jahre.
Notieren Sie Ihre Diagnose, und vergleichen Sie sie mit S. 147.

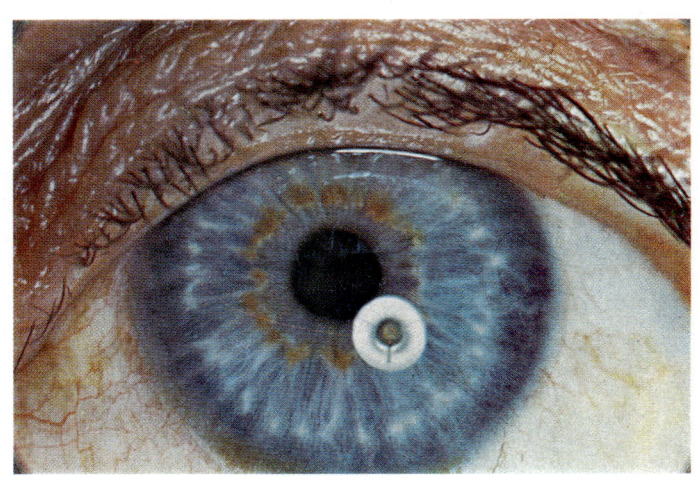

Irisfoto XI
Linke Iris. Mann, 60 Jahre.
Notieren Sie Ihre Diagnose, und vergleichen Sie sie mit S. 148.

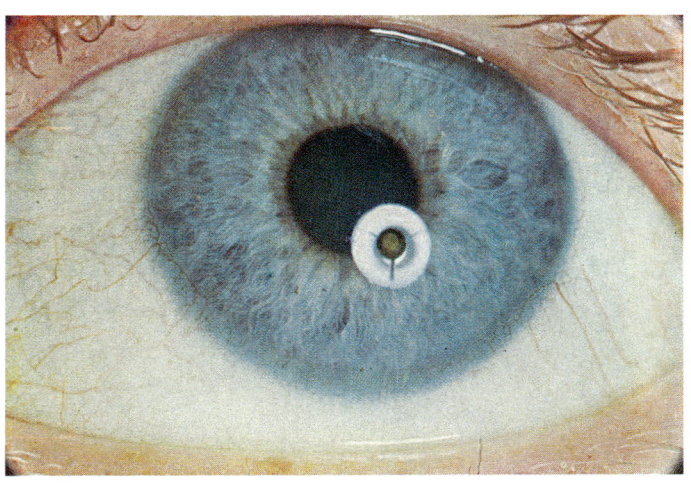

Irisfoto XII
Linke Iris. Frau, 28 Jahre.
Notieren Sie Ihre Diagnose, und vergleichen Sie sie mit S. 149f.

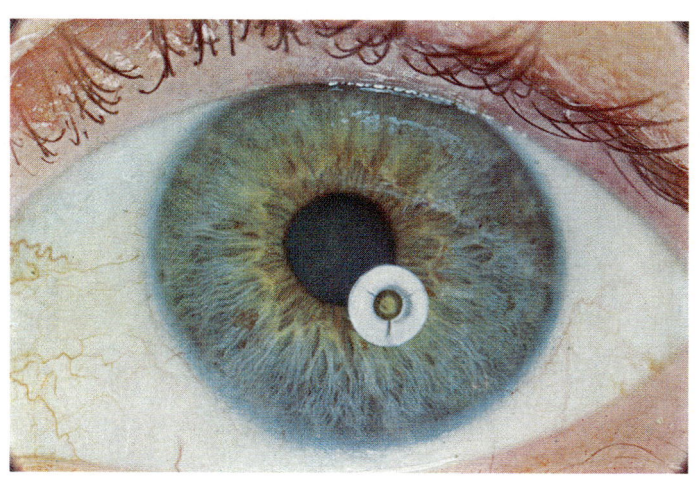

Irisfoto XIII
Linke Iris. Mann, 40 Jahre.
Notieren Sie Ihre Diagnose, und vergleichen Sie sie mit S. 150.

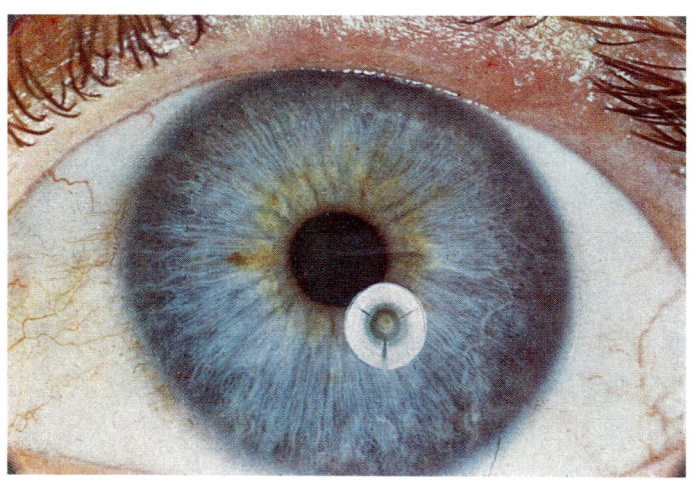

Irisfoto XIV
Linke Iris. Frau, 37 Jahre.
Notieren Sie Ihre Diagnose, und vergleichen Sie sie mit S. 150f.

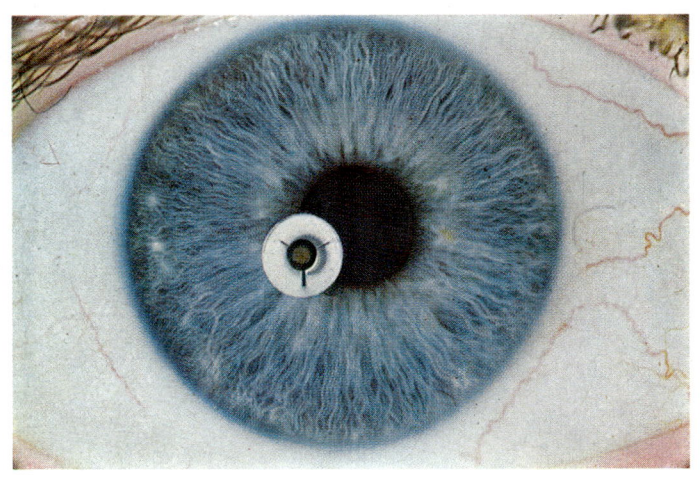

Irisfoto XV
Rechte Iris. Frau, 26 Jahre.
Notieren Sie Ihre Diagnose, und vergleichen Sie sie mit S. 151.

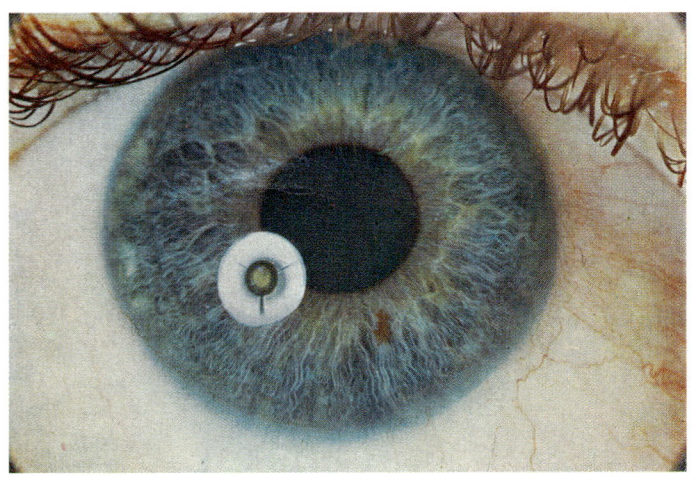

Irisfoto XVI
Rechte Iris. Mann, 24 Jahre.
Notieren Sie Ihre Diagnose, und vergleichen Sie sie mit S. 151f.

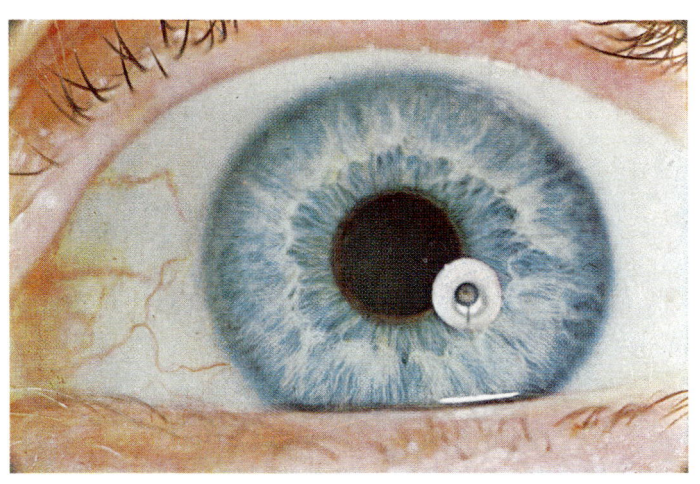

Irisfoto XVII
Linke Iris. Mann, 21 Jahre.
Notieren Sie Ihre Diagnose, und vergleichen Sie sie mit S. 152.

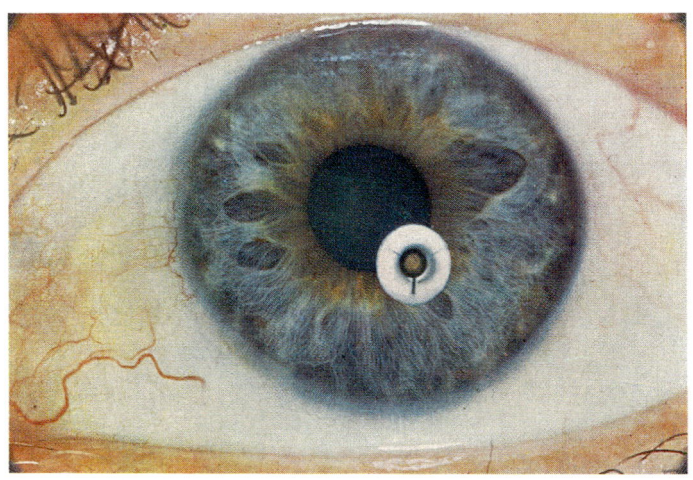

Irisfoto XVIII
Linke Iris. Mann, 34 Jahre.
Notieren Sie Ihre Diagnose, und vergleichen Sie sie mit S. 153.

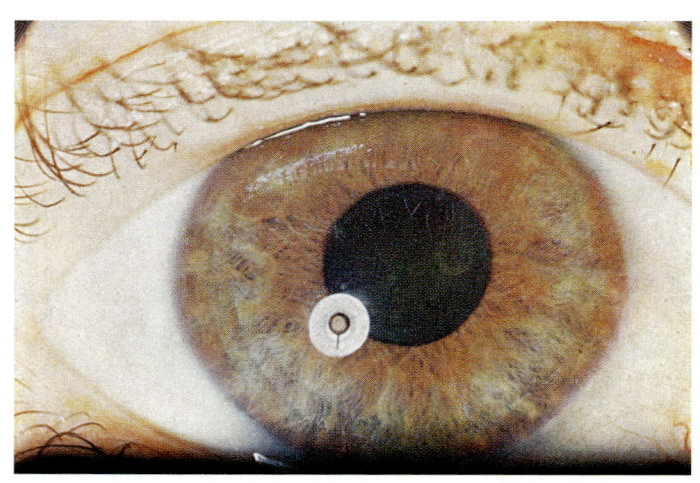

Irisfoto XIX
Rechte Iris. Frau, 35 Jahre.
Notieren Sie Ihre Diagnose, und vergleichen Sie sie mit S. 153f.

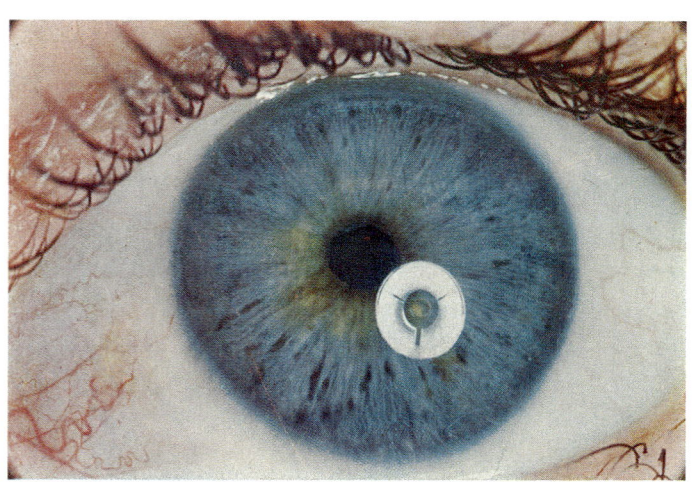

Irisfoto XX
Linke Iris. Frau, 48 Jahre.
Notieren Sie Ihre Diagnose, und vergleichen Sie sie mit S. 154.

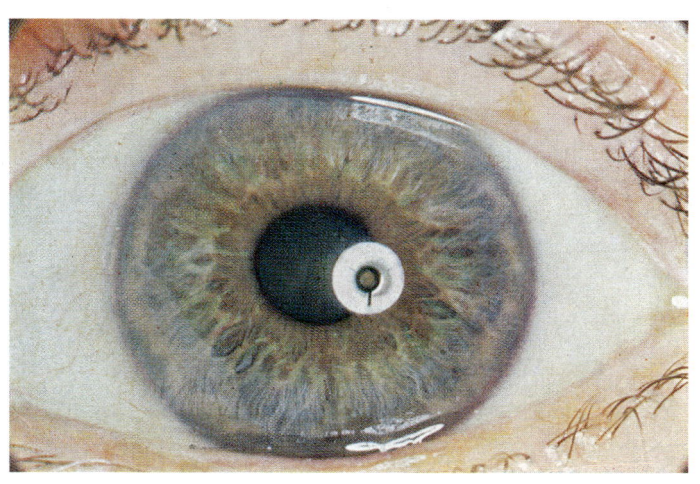

Irisfoto XXI
Linke Iris. Mann, 50 Jahre.
Notieren Sie Ihre Diagnose, und vergleichen Sie sie mit S. 154.

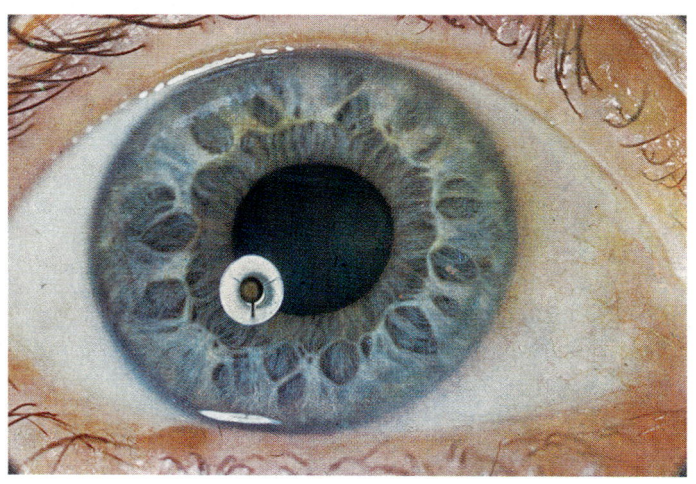

Irisfoto XXII
Rechte Iris. Frau, 34 Jahre.
Notieren Sie Ihre Diagnose, und vergleichen Sie sie mit S. 155.

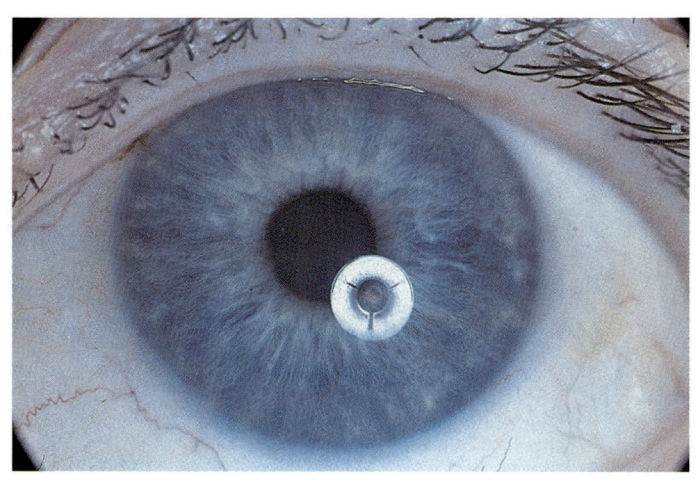

Irisfoto XXIII
Linke Iris. Mann, 28 Jahre.
Notieren Sie Ihre Diagnose, und vergleichen Sie sie mit S. 156.

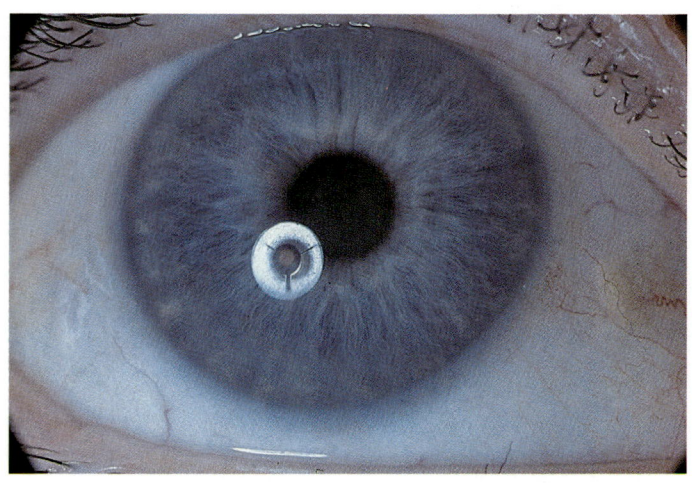

Irisfoto XXIV
Rechte Iris. Gleicher Patient wie auf Foto XXIII.
Notieren Sie Ihre Diagnose, und vergleichen Sie sie mit S. 156f.

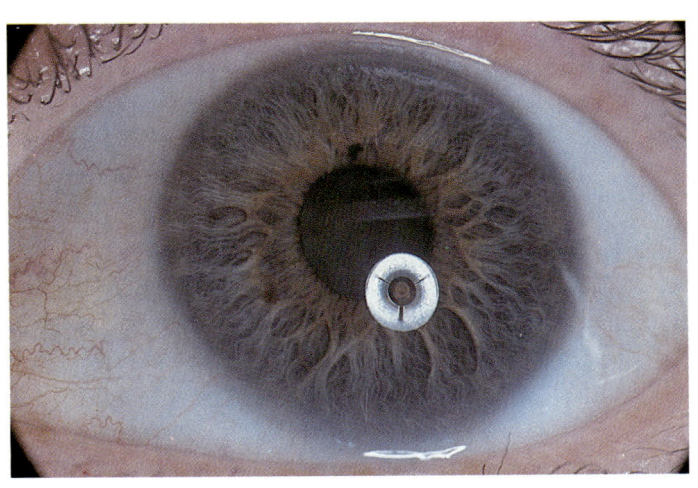

Irisfoto XXV
Linke Iris. Mann, 42 Jahre.
Notieren Sie Ihre Diagnose, und vergleichen Sie sie mit S. 157.

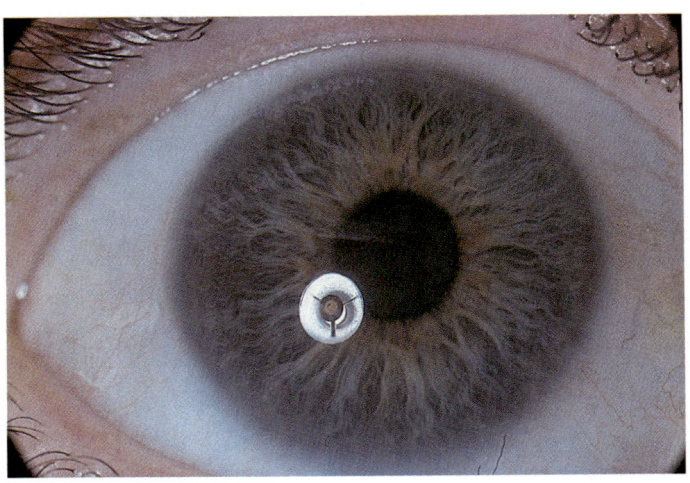

Irisfoto XXVI
Rechte Iris. Gleicher Patient wie auf Foto XXV.
Notieren Sie Ihre Diagnose, und vergleichen Sie sie mit S. 157 f.

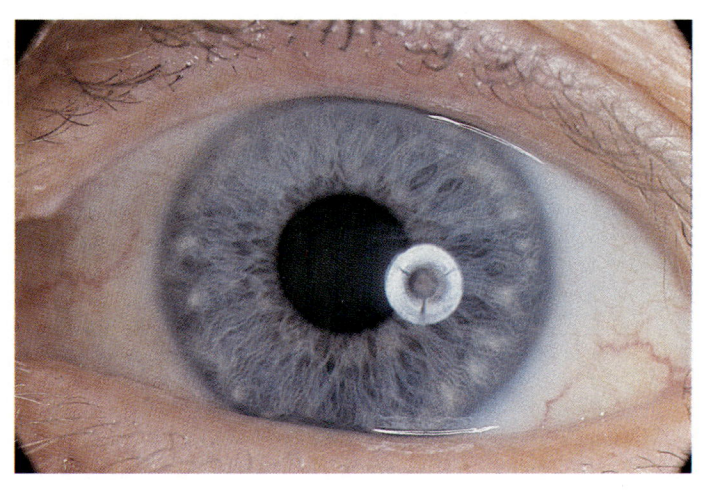

Irisfoto XXVII
Linke Iris. Mann, 31 Jahre.
Notieren Sie Ihre Diagnose, und vergleichen Sie sie mit S. 158.

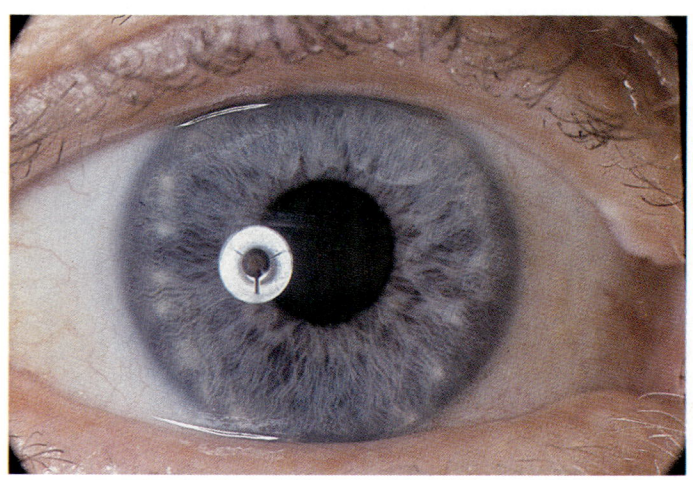

Irisfoto XXVIII
Rechte Iris. Gleicher Patient wie auf Foto XXVII.
Notieren Sie Ihre Diagnose, und vergleichen Sie sie mit S. 158f.

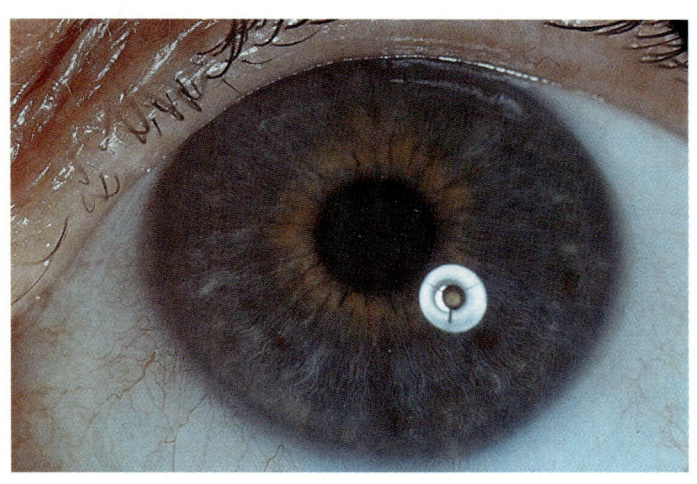

Irisfoto XXIX
Linke Iris. Frau, 41 Jahre.
Notieren Sie Ihre Diagnose, und vergleichen Sie sie mit S. 159.

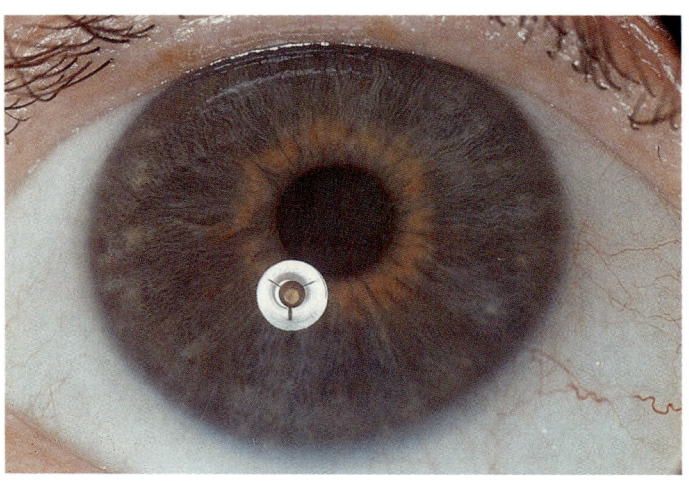

Irisfoto XXX
Rechte Iris. Gleiche Patientin wie auf Foto XXIX.
Notieren Sie Ihre Diagnose, und vergleichen Sie sie mit S. 159f.

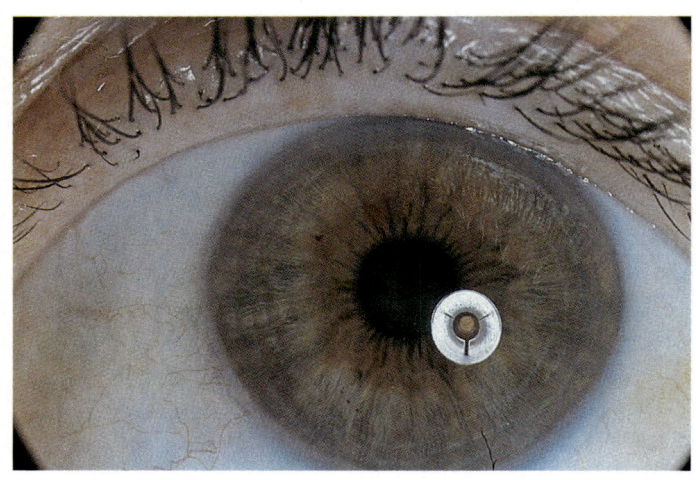

Irisfoto XXXI
Linke Iris. Frau, 39 Jahre.
Notieren Sie Ihre Diagnose, und vergleichen Sie sie mit S. 160.

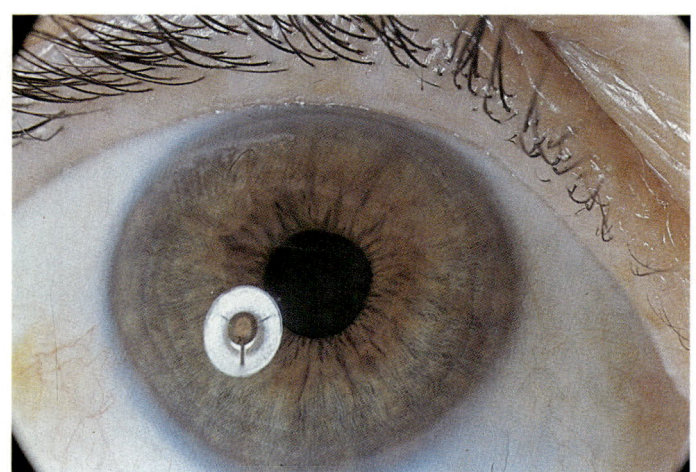

Irisfoto XXXII
Rechte Iris. Gleiche Patientin wie auf Foto XXXI.
Notieren Sie Ihre Diagnose, und vergleichen Sie sie mit S. 160.

Diagnosen
auf der Grundlage der Irisfotos I-XXXII

Alle Diagnosen wurden so weit wie möglich klinisch bestätigt.

Irisfoto I

Konstitution: lymphatisch.
Allgemeiner Eindruck: Treibhauspflänzchen, geringer Widerstand.
Iriszeichen
2.00-3.00 Uhr: große Lakune im oberen Lappen der linken Lunge mit kleinen Substanzzeichen. Geschlossenes Zeichen (ausgeheilte Lungentuberkulose).
3.30 Uhr: vergrößertes Herzfeld (Herz-Vergrößerung). In Zusammenhang damit: die «Vaskularisation» in der Sklera (dem Augenweiß) deutet auf hohen Blutdruck hin.
4.30 Uhr: Milzvergrößerung (Folge eines chronischen Entzündungszustandes, beispielsweise TBC oder Malaria).
5.30 Uhr: Ovarialzyste (Flüssigkeitsblase am Eierstock).
Kurz vor 8.00 Uhr: Tumorzeichen (Blasenpolyp, gutartig!).
8.00 Uhr: Krypte. Osteoporose (Entkalkung) von Brust- und Lendenwirbeln.
9.00 Uhr: Kompakte Radiärenbündel. Adhäsion (Verklebung) nach feuchter Rippenfellentzündung (Pleuritis).
10.30 Uhr: Kleines Substanzzeichen. Chronische Angina (Entzündung des Nasen-Rachen-Raums), gefolgt von Mandeloperation.
Diagnose
Geheilter TBC-Patient mit schwachem Bindegewebe und Entzündungstendenz.

Herz-Hypertrophie (Vergrößerung) und Hypertonie.
Blasentumor und Ovarialzyste (regelmäßige Kontrollunter-
suchungen notwendig!).

Irisfoto II

Konstitution: neurogen.
Allgemeiner Eindruck: sehr vital!
Iriszeichen
Auffallend helle Farbe der Magen-Darm-Krause, die übri-
gens von vollendeter Form ist (Überproduktion von Ma-
gen- und Darmsäften; Durchfall).
Bei 4.30 Uhr: «Narbe» (Substanzzeichen) einer ausgeheilten
Lienitis (Milzentzündung).
Kurz vor 5.00 Uhr: parallel verlaufende weiße Radiären
(Ischiasneuralgie).
Bei 6.30 Uhr: Nierenzeichen (von ausgeheilter Nephritis bzw.
Nierenentzündung).
11.00 Uhr: Bei der Zirbeldrüse (*Glandula pinealis*) ist Vor-
sicht geboten. Hier droht sich eine Störung zu entwickeln!
Pupille: zu weit. In Verbindung mit dem Schilddrüsenzeichen
bei
9.00 Uhr: Hyperthyreose (Überfunktion der Schilddrüse).
Diagnose
Vegetative Dystonie (d. h. ein nicht harmonisch funktionie-
rendes vegetatives Nervensystem).
Neuritis des Ischiadicus, Neuralgie, Migräne.
Gestörte innere Sekretion, hauptsächlich der Schilddrüse und
der Zirbeldrüse.

Irisfoto III

Konstitution: hydrogen.
Allgemeiner Eindruck: vital, nervös.

Iriszeichen
Kurz vor 3.00 Uhr: Lungenentzündung (Pneumonie), ausge-
heilt.
3.00 Uhr: Herzhypertrophie (Vergrößerung).
4.30 Uhr: Lienitis (Milzentzündung).
7.30 Uhr: Blasenschleimhautentzündung (Katarrh).
9.00 Uhr: bronchialer Stau.
Kolongebiet: Schleimhautirritation.
Neurasthenikerring.
Diagnose
Herzneurose.
Entzündung der Darmschleimhäute.
Milzentzündung.

Irisfoto IV

Konstitution: hämatogen.
Allgemeiner Eindruck: vital.
Iriszeichen
Kolongebiet stark «überschmiert», mit Tumorzeichen bei
1.00 und 5.00 Uhr (*Colon transversum* und Sigma).
Magen-Darm-Krause stark hervorgehoben von
9.00–11.00 Uhr.
Magen: stumpf verfärbt; Hypo-Azidose.
2.30 Uhr: Achtung Speiseröhre (Ösophagus)!
Diagnose
Kolon – Ca. Stadium II.

Irisfoto V

Konstitution: Mischkonstitution.
Allgemeiner Eindruck: abgespannt!
Iriszeichen
3.00 Uhr: Substanzzeichen (Kolon), ausgeheilt.
5.30 Uhr: Nierensektor (funktionelle Störung).

9.00 Uhr: untere Hohlvene (Aneurysma?)
10.00 Uhr: Hypertrophie des rechten Herzohrs.
10.15 Uhr: Hals (Lymphknoten).
Diagnose
Herzschwäche.
Nephrose (chronische Nierenstörung).
Hydrops (Wassersucht).

Irisfoto VI

Konstitution: lymphatisch/neurogen.
Allgemeiner Eindruck: vital.
Iriszeichen
2.00 Uhr: Narbe von chronischer Kolitis.
4.30 Uhr: Milz (entzündlich vergrößert).
6.30 Uhr: Niere (große Lakune).
7.30 Uhr: Blase (Entzündung).
Diagnose
Nierensteine (*Nephrolithiasis*).
Zur Bestätigung dieser Diagnose siehe Röntgenfoto I.

Irisfoto VII

Konstitution: lymphatisch.
Allgemeiner Eindruck: schwach, schlaff.
Iriszeichen
3.00 Uhr: Bronchitis, bronchialer Stau.
5.30 Uhr: Nierensektor stark vergrößert.
6.30 Uhr: Eierstock (Zeichen für abgeheilte Entzündung).
9.00–11.00 Uhr: Kolon.
9.30 Uhr: Lunge.

Diagnose
Hydronephrose (sogenannte Sackniere);

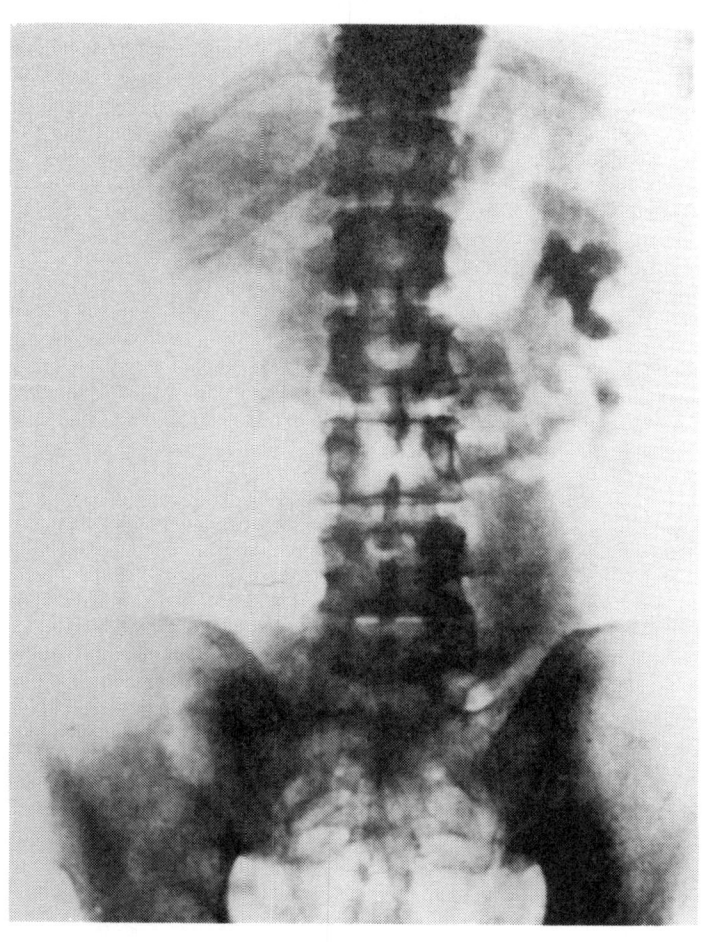

Röntgenfoto I
Der schwerste Fall von Nierensteinen, den ich jemals behandelt habe!

Bronchiektase (Erweiterung der Bronchialäste).
Zur Bestätigung dieser Diagnose siehe Röntgenfoto II,
S. 146.

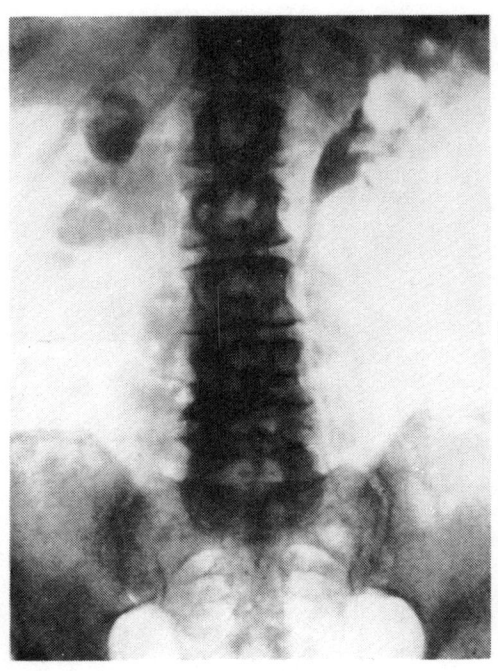

Röntgenfoto II
Gegenüber der linken Niere, von der vor allem das Nierenbecken auf dem Foto sichtbar ist, sehen Sie an der Stelle der rechten Niere ein paar Flüssigkeitsblasen.

Irisfoto VIII

Konstitution: lymphatisch/neurogen.
Allgemeiner Eindruck: sehr schwach.
Iriszeichen
12.00 Uhr: Substanzzeichen: Hypophyse (Tumor).
3.00 Uhr: Zwerchfell (Diaphragma) ws. Hernie, *trachea*.
4.30 Uhr: Krypte Harnblase (Polyp).
5.30 Uhr: Niere und Nebenniere.
6.30 Uhr: Lakune Eierstock (Ovarialzyste).
9.00 Uhr: Bronchitis.
11.00 Uhr: Zerebellum (Kleinhirn).

146

Diagnose
Hypophysen-Tumor.
Nieren und Genitalapparat kontrollieren.
Zur Bestätigung dieser Diagnose siehe Röntgenfoto III.

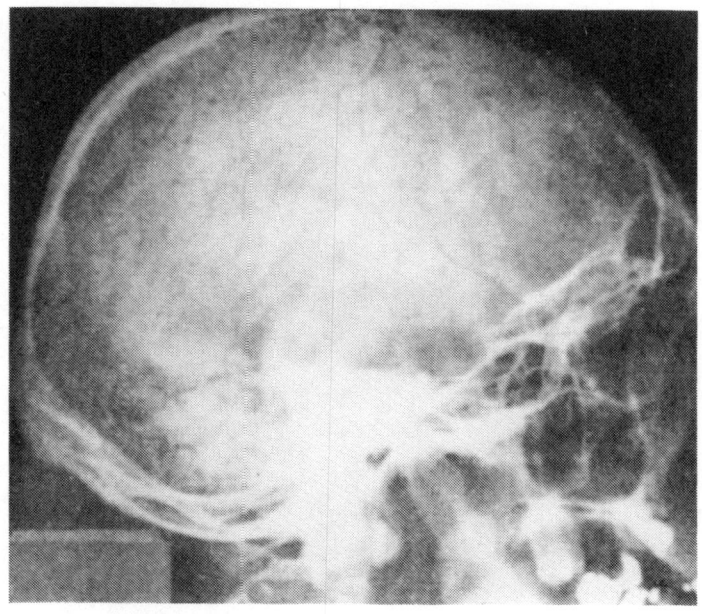

Röntgenfoto III
Die lichtreflektierende Pyramide an der Stelle des Ohrs besteht aus Tumorgewebe.

Irisfoto IX

Konstitution: hämatogen.
Allgemeiner Eindruck: fatal!!
Iriszeichen
2.30 Uhr: zwei Tumorzeichen im Speiseröhrensektor.
Magen-Darm-Feld: wie totes Holz (avital).
Arcus senilis (Altersring): abnorm breit und schwer (Stoff-
wechsel sehr schlecht).

147

Diagnose
Ösophagus-Ca. Stadium III.
Zur Bestätigung dieser Diagnose siehe *Röntgenfoto IV*.

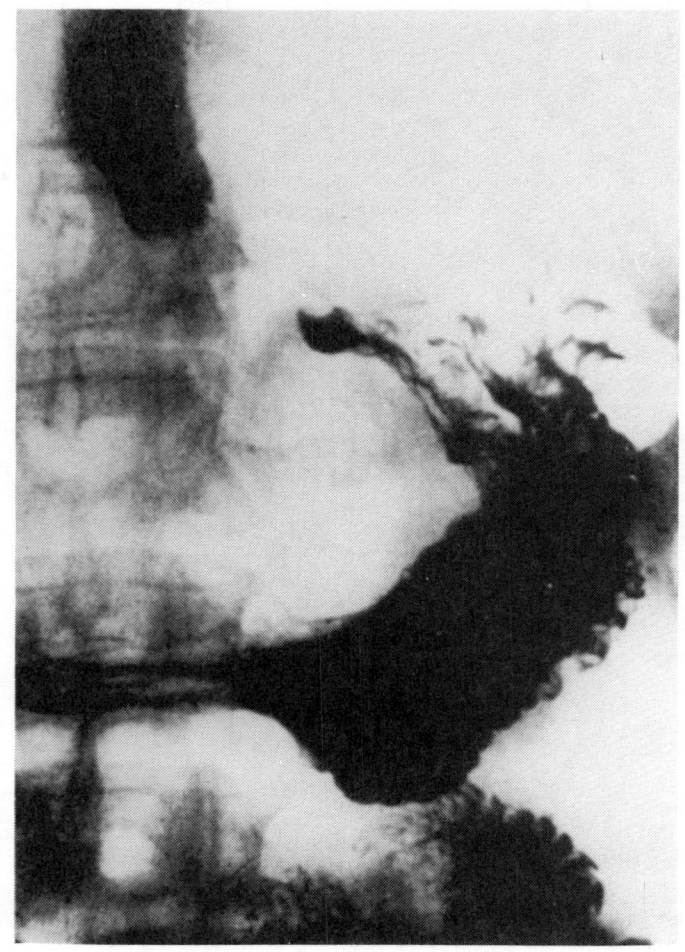

Röntgenfoto IV
Die Speiseröhre ist über eine Länge von 7 Zentimeter völlig zusammengedrückt. Magen geschrumpft. Prognose: infaust.

148

Irisfoto X

Konstitution: Mischkonstitution.
Allgemeiner Eindruck: sehr vital.
Iriszeichen
2.30 Uhr: Nasen-Rachen-Raum (Wucherung der Rachen-
mandeln).
5.30 Uhr: Niere (mäßig).
7.00 Uhr: Ulcuszeichen am Zwölffingerdarm.
5.00 und 10.00 Uhr: Krypten auf der «Krause» (Kolondiverti-
kel).
Diagnose
Ulcus duodeni (Zwölffingerdarmgeschwür).
Divertikulitis.

Irisfoto XI

Konstitution: hydrogen.
Allgemeiner Eindruck: vergangene Pracht!
Iriszeichen
3.00 Uhr: Hilus von linker Lunge.
5.30 Uhr: Geschlechtsdrüsen.
Magen-Darm-Krause: völlig «überschmiert»; über den ge-
samten Umkreis mit Pigment bedeckt.
Magen: «ausgetrocknet».
Diagnose
Totale Degeneration des Dickdarms (Folge einer Internie-
rung in einem Konzentrationslager in Birma, d. h. des dort
erlittenen Hungers und einer Amöbendysenterie).

Irisfoto XII

Konstitution: neurogen.
Allgemeiner Eindruck: überempfindlich!
Iriszeichen

3.00 Uhr: Herzsektor (Lakune mit Substanzzeichen).
6.30 Uhr: Nierensektor (Lakune mit Substanzzeichen).
Magen-Darm-Krause: sehr klein (Appetitmangel).

Diagnose
Myokarditis (Herzmuskelentzündung), begleitet von Herz-
hypertrophie.
Nephritis (Nierenentzündung).
Beide Erkrankungen sind meist die Folge einer Infektions-
krankheit, in diesem Fall von Scharlach.

Irisfoto XIII

Konstitution: Mischkonstitution.
Allgemeiner Eindruck: vital.
Iriszeichen
3.00 Uhr: Herzzentrum (Substanzzeichen).
3.00 Uhr: Lunge (kleines Tumorzeichen).
4.30 Uhr: Radiären laufen über die Milz.
5.00 Uhr: Knochenmark (Substanzzeichen).
6.00 Uhr: Sigma (Krypte).
6.30 Uhr: Niere (Lakune).
7.40 Uhr: Blase (chronisch entzündet).
9.00 Uhr: Luftröhre.
Magen-Darm-Gebiet: bewölkt (Rauchergastritis!), mit
Tumorzeichen in Kolon bei 1.30 Uhr.

Diagnose
Klappenfehler (Mitralstenose), nach akutem rheumatischem
Fieber.
Chronische Zystitis (Blasenentzündung).
Gefahr eines Lungen- und Kolon-Ca., also: Vor allem das
Rauchen einstellen!

Irisfoto XIV

Konstitution: neurogen.
Allgemeiner Eindruck: sehr vital.
Iriszeichen
4.30 Uhr: Milz mit Transversale.
5.30 Uhr: Eierstock (Lakune).
8.30 Uhr: Zwerchfell (Lakune). *Hernia diaphragmatica* (Zwerchfellbruch)?
9.00 Uhr: Magenmund: Ulcuszeichen.
Magen-Darm-Gebiet: Krypten von 1.30–3.00 Uhr.
Diagnose
Lienitis (Milzentzündung).
Ovarialstörung.
Ulcus am Magenmund.

Irisfoto XV

Konstitution: neurogen.
Allgemeiner Eindruck: sensibel.
Iriszeichen
12.00 Uhr: weiße Radiären im Gehirnsektor.
3.00 Uhr: Luftröhre.
4.00 Uhr: Grenzstränge (Radiären entlang der Wirbelsäule).
4.30 Uhr: Blase.
7.00 Uhr: Knochenmark.
7.30 Uhr: Leberdreieck.
9.00 Uhr: Pleura (Brustfell).
Diagnose
Migräne.
Nervöses Asthma.
Neuralgie.
Pleuritis. (Brustfellentzündung, ausgeheilt).

Irisfoto XVI

Konstitution: neurogen.
Allgemeiner Eindruck: kräftig.

Iriszeichen
12.00 Uhr: Lakunen bei der Hypophyse.
2.00 Uhr: Kolon.
3.00 Uhr: Schilddrüse und Luftröhre.
5.30 Uhr: Pigmentfleck bei Niere und Nebenniere.
8.00 Uhr: Transversale bei Arm.
10.00 Uhr: rechtes Herzohr vergrößert.
10.00–11.00 Uhr: Kolon.
Diagnose
Herzhypertrophie (durch Sport!).
Nierenruptur (durch einen Schlag!).
Ellbogenfraktur (durch Sturz!).
Struma (durch Überspannung!).
Kopfschmerzen (Hypophyse?)

Irisfoto XVII

Konstitution: lymphatisch.
Allgemeiner Eindruck: befremdlich!
Iriszeichen
3.00 Uhr: Herz (Lakune), nervös.
4.00 Uhr: Pleura (aussgeheilt).
6.00 Uhr: Sigma (Substanzzeichen).
11.30 Uhr: Zentralhirn (verschleiert).
Colon descendens (bewölkt).
Neurasthenikerring.
Diagnose
Pektanginöse Symptome.
Kolon-Dysbakterie.
Labilität des *Nervus sympathicus*.
Schizophrenie (offiziell).

Irisfoto XVIII

Konstitution: Mischkonstitution.
Allgemeiner Eindruck: verschwommen!
Iriszeichen
1.00 Uhr: Wolke (Kleinhirn).
2.00 Uhr: Lakune Kolon.
5.00 Uhr: Zyste bei *Cauda pancreatis* (Endstück der Bauchspeicheldrüse).
6.50 Uhr: Geschlechtsorgan.
8.00–10.00 Uhr: wabenförmige Lakunen.
10.00 Uhr: Ulcuszeichen (ausgeheilt) zwischen Speiseröhre und Magengrund; Vascula in der Sklera.
Diagnose
Herzschwäche mit Hydrops (Wassersucht).
Pancreas-Zyste (Endstück).
Narbe bei Übergang vom Magengrund zur Speiseröhre.
Hypertonie.
Bindegewebsschwäche.

Irisfoto XIX

Konstitution: hämatogen.
Allgemeiner Eindruck: vital.
Iriszeichen
3.00 Uhr: große Lakune, Schilddrüse.
4.00 Uhr: Wirbelsäule (Gefahr der Arthrose).
4.30 Uhr: offene Lakune; Blasenkatarrh.
8.00 Uhr: Ulcuszeichen am Pylorus (Magenausgang).
9.00 Uhr: Lunge (ausgeheilte Lungenentzündung).
9.30 Uhr: rechtes Herzohr.
Orangene Verfärbung der gesamten Iris (harnsaure Diathese).
Diagnose
Struma.
Herzhypertrophie nach Entzündung des Herzmuskels.

Magen-/Zwölffingerdarmgeschwür (*Ulcus ventriculi/duodeni*).
Rheuma!

Irisfoto XX

Konstitution: neurogen.
Allgemeiner Eindruck: erstarrt!
Iriszeichen
Torpedo-Lakunen, verstreut über die gesamte Irisoberfläche.
6.00–8.00 Uhr: Magen-Darm-Gebiet «überschmiert».
Pupillenrand verformt durch Hautbildung (Star).
Diagnose
Zuckerkrankheit (*Diabetes mellitus*).
Star infolge von Zuckerkrankheit (*Cataracta diabetica*).

Irisfoto XXI

Konstitution: Mischkonstitution/hämatogen.
Allgemeiner Eindruck: sehr geschwächt!
Iriszeichen
2.00–5.00 Uhr: Überschmierung des *Colon descendens* mit
4.00 Uhr: Substanzzeichen.
4.30 Uhr: Tumorzeichen.
5.00 Uhr: Sigma (Substanzzeichen und Radiärenbündel).
7.30 Uhr: Rektum (Mastdarm) «zusammengedrückt» durch
   zwei große Lakunen mit Substanzzeichen.
9.00 Uhr: Entzündungszeichen (akut) auf dem Übergang von
   der Speiseröhre zum Magenmund.
Diagnose
Kolon- und Rektum-Ca.
Anus praeternaturalis (künstlicher Darmausgang)!

Irisfoto XXII

Konstitution: Mischkonstitution.
Allgemeiner Eindruck: avital.
Iriszeichen
11.00–1.00 Uhr: Substanzzeichen im Gehirnsektor, vor allem in Kleinhirn (Zerebellum).
Hypophyse und
Epiphyse (Zirbeldrüse).
3.00 Uhr: Schilddrüse.
9.30 Uhr: Brustdrüse (Mamma).
Magen-Darm-Gebiet: wie totes Holz.
Über die gesamte Iris verstreut:
große wabenförmige Lakunen (Mangel an Organwiderstand).
Diagnose
Völlige Degeneration des Drüsensystems
Schulmedizinisch: Hodgkin-Krankheit.

Prüfungsaufgaben

Die Irisfotos XXIII bis XXXII wurden speziell für die Abschlußprüfung des von mir geleiteten Irisdiagnose-Kurses für Ärzte ausgewählt, der mir einige gute «Nachfolger» verschafft hat. Bei diesen Beispielen sind jeweils beide Augen jedes Patienten abgebildet.

Irisfoto XXIII

Konstitution: neurogen.　　　　*Allg. Eindruck:* schwach.
Iriszeichen
2.30-3.00 Uhr: Lunge mit Kavernen (Hohlräume durch Gewebeeinschmelzung).
4.30 Uhr: Milzhypertrophie.
6.30-7.30 Uhr: Niere und Blase.
8.00 Uhr: Wirbelsäule (Arthrose).
9.00 Uhr: Luftröhre (Trachea).
11.15 Uhr: Zirbeldrüse (Epiphyse).
10.00-14.00 Uhr: *Colon transversum.*

Irisfoto XXIV

Iriszeichen
12.00 Uhr: Pyramidenbahn.
1.30 Uhr: Nase-Rachen.
3.00 Uhr: Luftröhre (Trachea).
4.00 Uhr: Wirbelsäule.

4.30–5.30 Uhr: Nieren und Blase
6.00 Uhr: Hüfte und Oberschenkelknochen (Arthrose).
8.30 Uhr: Bauchspeicheldrüse (Pancreas).
9.00 Uhr: Lunge (Bronchitis).
11.45 Uhr: Hypophyse.
10.00-14.00 Uhr: *Colon transversum.*

Diagnose
1. Lungentuberkulose (ausgeheilt) mit verbliebener chronischer Bronchitis.
2. Rezidivierende Entzündungen von Nieren und Blase.
3. Kolon-Dysbakterie.
4. Blutzusammensetzung: hoher Säuregrad, infolgedessen Arthrose (Wirbelsäule und Hüfte).
5. Hypo- und Epiphyse (nervöse Spannung).

Irisfoto XXV

Konstitution: Mischkonstitution.
Allg. Eindruck: schwaches Bindegewebe.
Iriszeichen
1.30 Uhr: Zentrum *Nervus sympathicus.*
2.00-3.00 Uhr: Aorta und Herz.
5.00 Uhr: Knochenmark.
5.30 Uhr: Testikel (Hoden).
6.30 Uhr: Niere und Nebenniere.
7.30 Uhr: Blase und Harnröhre (Urethra).
8.45 Uhr: Zwerchfell (nach schwerer *Pleuritis exsudativa*).
9.00 Uhr: Schilddrüse und Luftröhre.
12.00 Uhr: Ulcus im *Colon transversum.*

Irisfoto XXVI

Iriszeichen
3.00 Uhr: Luftröhre und Schilddrüse.
4.30 Uhr: Blase.
5.00 Uhr: Mastdarm (Rektum) und Sigma (Hämorrhoiden).

5.30 Uhr: Niere und Nebenniere.
7.45 Uhr: Gallenblase.
9.30 Uhr: rechtes Herzohr.
10.30 Uhr: Zentrum *Nervus vagus.*
Diagnose
1. Herz und Blutgefäße, v. a. Aorta und rechtes Herzohr.
2. Nieren, Blase und Harnwege.
3. Hodenentzündung (Orchitis).
4. Vegetative Dystonie (Zentr. *Nervus vagus* u. *sympathicus*).

Irisfoto XXVII

Konstitution: hydrogen.   *Allg. Eindruck:* schwächlich.
Iriszeichen
1.10 Uhr: verlängertes Rückenmark (*Medulla oblongata*).
1.30 Uhr: Ohr (*Otitis interna*).
2.30–3.30 Uhr: Lungen und Herz.
3:45 Uhr: Zwerchfell (Diaphragma).
4.30 Uhr: Milz.
5.30 Uhr: Testikel (Hoden).
6.30 Uhr: Niere und Nebenniere.
9.00 Uhr: Luftröhre (Trachea) und Kehlkopf (Larynx).
9.30 Uhr: Speiseröhre (Ösophagus).
Allgemein: Kolon.

Irisfoto XXVIII

Iriszeichen
3.00 Uhr: Luftröhre und Bronchien.
3.30 Uhr: Zwerchfell.
5.30 Uhr: Niere.
6.30 Uhr: Hoden.
7.30 Uhr: Leber und Gallenblase.
8.00 Uhr: Arm (Neuritis).
9.00 Uhr: Lunge.

9.30 Uhr: Ohr (*Otitis interna*).
Allgemein: Kolon.
Diagnose
1. *Asthma cardiale* mit beginnendem Emphysem.
2. Hodenentzündung nach Virusinfektion.
3. Nephritis.
4. Chronische *Otitis interna*.
5. *Achtung*, Leber ist gefährdet!

Irisfoto XXIX

Konstitution: Mischkonstitution.
Allg. Eindruck: relativ vital.
Iriszeichen
1.10 Uhr: verlängertes Rückenmark (*Medulla oblongata*).
4.30 Uhr: Solarplexus (Sonnengeflecht) und Milz.
6.00 Uhr: Arthrose der Hüfte und des Knies.
6.30 Uhr: Niere.
7.00 Uhr: Mastdarm.
8.00 Uhr: Wirbelsäule (Arthrose).
8.30 Uhr: Diaphragma (Hernie).
9.00 Uhr: Schilddrüse.
Zentral rund um die Pupille: Magen-Darm-Katarrh (Gastroenteritis), Kolitis.

Irisfoto XXX

Iriszeichen
1.10 Uhr: Stirnhöhlenentzündung (*Sinusitis frontalis*).
3.00 Uhr: Schilddrüse.
4.00 Uhr: Wirbelsäule (Arthrose).
4.30 Uhr: Harnblase.
5.30 Uhr: Niere.
6.00 Uhr: Arthrose (Bein).
7.30 Uhr: Leber
9.00 Uhr: rechtes Herzohr (nach Infarkt).

Diagnose
1. Stoffwechsel (Schilddrüse und Leber, dadurch allgemeine Arthrose).
2. Nieren und Blase.
3. Gastroenteritis, Divertikulitis.
4. Vegetative Dystonie.

Irisfoto XXXI

Konstitution: hämatogen.
Allg. Eindruck: völlig ausgelaugt!
Iriszeichen
Allgemein: Magen/Kolon sehr schlecht.
Konzentrisch: *Arcus senilis.*
5.00 Uhr: Knochenmark.
5.00-7.00 Uhr: *Sigma romanum.*
5.30 Uhr: Ovarium.
6.30 Uhr: Niere.
7.30 Uhr: Harnblase.
9.00 Uhr: Schilddrüse und Luftröhre.

Irisfoto XXXII

Iriszeichen
Allgemein: Magen/Kolon.
          Arcus senilis.
3.00 Uhr: Schilddrüse.
5.30 Uhr: Niere.
6.30 Uhr: Ovarium.
7.00 Uhr: Knochenmark.
Diagnose
Kolon-Ca. Prognose: infaust! (*Arcus senilis praecox* – 39 Jahre!).
Völliger Mangel an Vitalität, die Grundvoraussetzung für jede Besserung ist.

160